# 胎儿结构畸形
## 产前咨询手册

杨星海　　程时刚◎主编

长江出版传媒　湖北科学技术出版社

图书在版编目（CIP）数据

胎儿结构畸形产前咨询手册 / 杨星海，程时刚主编 . —武汉：湖北
科学技术出版社，2024.7
ISBN 978-7-5706-3012-7

Ⅰ . ①胎… Ⅱ . ①杨… ②程… Ⅲ . ①畸胎—胎前
诊断—手册 Ⅳ . ① R714.53-62

中国国家版本馆 CIP 数据核字（2024）第 016332 号

策　　　划：冯友仁　　　　　　　　　　　　　　　责任校对：李子皓
责任编辑：常　宁　　　　　　　　　　　　　　　封面设计：曾雅明

出版发行：湖北科学技术出版社
地　　址：武汉市雄楚大街 268 号（湖北出版文化城 B 座 13—14 层）
电　　话：027-87679468　　　　　　　　　　　　　邮　　编：430070

印　　刷：湖北云景数字印刷有限公司　　　　　　　邮　　编：430205

787×1092　　　　1/16　　　　　　　　　12.75 印张　　　　280 千字
2024 年 7 月第 1 版　　　　　　　　　　　2024 年 7 月第 1 次印刷
定　　价：68.00 元

# 《胎儿结构畸形产前咨询手册》

# 编　委　会

# 前　　言

2021 年,湖北省政府办公厅印发《湖北省影响群众健康突出问题"323"攻坚行动方案(2021－2025 年)》,计划从 2021 年起用 5 年时间,着力解决影响群众健康的心脑血管病、癌症、慢性呼吸系统病 3 类重大疾病,高血压、糖尿病 2 种基础疾病,出生缺陷、儿童青少年近视、精神卫生 3 类突出公共卫生问题。中国是出生缺陷高发国家,发生率约为 5％,每年出生缺陷的新生儿接近 90 万。随着医学技术迅猛发展,医护人员认识到对疾病要以早期干预为主,即早期预防、早期诊断、早期治疗,降低出生缺陷发生的风险,提升出生缺陷的救治水平,提高我国儿童健康水平,做好儿童健康的守护神。

随着胎儿超声筛查和磁共振技术的发展与推广,目前约 75％的胎儿结构畸形可在产前获得诊断。门诊时患者经常提出相当多的问题:胎儿结构畸形诊断是否准确? 准确度如何? 能否继续妊娠? 孕期需要注意什么? 有无孕期干预的必要或措施? 出生分娩有无特殊要求? 出生后什么时候治疗? 如何治疗? 预后如何?

胎儿结构畸形是否继续妊娠,需要综合产科学、产前影像诊断学、临床遗传学、新生儿内科学、新生儿外科学等领域专家的意见,并结合家属意愿共同决定。很多可矫治的结构畸形在胎儿出生后需要小儿外科医生手术治疗,因此产前咨询必须有小儿外科医生参与,且小儿外科医生的专业咨询意见应该起主导作用,同时与产科医生、新生儿科医生沟通,共同承担救治胎儿及新生儿的责任。本书可以给小儿外科医生、产科医生、超声诊断科医生提供产前结构畸形的参考意见,同时也为有需求的家庭提供专业知识。

湖北省妇幼保健院是我国最早开展产前多学科会诊的医院之一,在产前诊断、咨询、制订孕期随访或干预措施、胎儿分娩后转运、评估、给予早期规范化治疗的一体化诊疗过程中,各专业分工合作,明显降低了非致死性结构畸形胎儿的流产率,同时提高了结构畸形新生儿出生后的救治率和治愈率,极大地提高了患儿手术预后和生存质量。

参与编写本书的都是产前多学科会诊的资深专家,用通俗易懂的语言结合图片描述常见结构畸形的病因、诊断、治疗、预后以及妊娠随访建议。由于作者知识有限加上日新月异的技术不断涌现,书中若有不足之处,敬请批评指正。

杨星海

华中科技大学同济医学院附属湖北省妇幼保健院

2023 年夏

# 目　　录

# 第一章　人类结构畸形概述

## 第一节　基　本　概　念

人类出生缺陷(畸形)是在出生时存在的发育性疾病,全球每年几乎有800万名儿童患严重出生缺陷,其中中国每年有90万名左右。出生缺陷是导致婴儿死亡的主要原因之一,可分为结构性、代谢性或者行为障碍性缺陷,出生缺陷是一种多类结构异常。在临床上有4种缺陷类型:畸形、破坏、变形和发育不良。

畸形:一个器官、部分器官、身体大部分区域形态缺陷,本质上是异常发育改变。

破坏:一个器官、部分器官、身体大部分区域的外在性损害或一开始外在原因干预了正常发育过程。

变形:一种异常形式,是由机械性压力导致的身体一部分发生形状改变。

发育不良:发育不正常的细胞、组织导致形态结构的改变。

目前还不确定大多数出生缺陷的主要原因,往往是下列因素综合的结果。

### 1.遗传因素

指来自父母的遗传因素所造成的出生缺陷。

### 2.环境因素

指不良环境、有害物质等对母体、胎儿健康的损害。诱发畸形的环境因素种类很多,范围也广,包括生物因素、化学因素、物理因素、营养因素、母体代谢不平衡等。

### 3.生物因素

指孕期,特别是孕早期因病毒、细菌、原虫等感染,导致流产或畸形,其中以病毒感染最为突出。这些病原体如风疹病毒、流感病毒、巨细胞病毒、单纯疱疹病毒、水痘病毒、弓形虫和梅毒螺旋体等,感染孕妇后,通过血液循环感染胎儿,造成胎儿先天缺陷。近些年来艾滋病病毒的感染造成了很大的危害。

### 4.物理因素

射线、噪声、振动、高温、低温、机械损伤都会给胎儿造成危害,其中电离辐射是强烈的致畸因素。

**5.化学因素**

孕妇接触某些化学物质,如药物、化学制剂、工业三废(废气、废水、废渣)、农业污染等都会给胎儿造成不同程度的危害。

**6.营养原因**

是指孕妇在妊娠前后,由于营养不良,特别是微量元素和维生素摄入不足造成的胎儿出生缺陷。另外,吸烟、酗酒、吸毒等都是致畸因素。孕妇代谢失调、食用有毒有害物质也会引起胎儿畸形。

出生缺陷的常见原因占比见表1-1。

表 1-1　胎儿出生缺陷的常见原因

| 原因 | 未知原因 | 多因素遗传 | 染色体异常 | 基因突变 | 环境因素 |
|------|----------|------------|------------|----------|----------|
| 占比 | 50%～60% | 20%～25% | 6%～7% | 7%～8% | 7%～10% |

# 第二节　遗传因素引起的出生缺陷

遗传因素是出生缺陷的主要原因之一,在比例上几乎占全部出生缺陷因素的近1/3。染色体异常患者常有特殊的表型,如唐氏综合征(Down syndrome)婴儿有特殊面容及身体体征。

主要的常染色体三体综合征:21-三体综合征或唐氏综合征、18-三体综合征或爱德华兹综合征(Edwards syndrome)、13-三体综合征或帕托综合征(Patau syndrome)。13-三体综合征和18-三体综合征的婴儿均严重畸形,有神经发育病变。大于50%的三体综合征胚胎在早期就自然流产。常染色体三体综合征发生率随母亲年龄增长而增加。

# 第三节　环境因素引起的出生缺陷

虽然在子宫内胚胎受到保护,但某些环境中的致畸物可以因母体接触对胚胎发育造成危害。致畸物能造成出生缺陷或增加人群中缺陷发生率。并不是每种畸形都是家族遗传导致的,有的是各种环境因素造成的。

在引起出生缺陷方面,环境中的致畸物一开始不表现作用,直至细胞分化开始,在胚胎发育早期甚至可以造成胚胎死亡而流产,中晚期表现为结构畸形。常见的环境因素引起的出生缺陷见表1-2。

表 1-2　常见的环境因素引起的出生缺陷

| 相关因素 | 出生缺陷表现 |
|---|---|
| 酒精 | 胎儿酒精综合征、宫内生长发育迟缓、智力缺陷、小头畸形、关节畸形等 |
| **药物** | |
| 雄激素和大剂量孕激素 | 外生殖器模糊(阴唇融合和阴蒂肥大) |
| 可卡因 | 宫内生长发育迟缓、小头畸形、脑梗死、泌尿生殖道缺陷、神经行为障碍 |
| 己烯雌酚 | 子宫和阴道畸形 |
| 异维A酸 | 头面畸形、神经管缺损如囊状脊柱裂、心血管缺陷、腭裂、胸腺发育不全 |
| 氨甲蝶呤 | 宫内生长发育迟缓、多发性出生缺陷,特别是骨骼(累及面部、头颅、肢体、脊柱)和肾脏 |
| 米索前列醇 | 肢体异常发育、眼部缺陷、脑神经缺陷、自闭症 |
| 苯妥英钠 | 胎儿海因综合征、宫内生长发育迟缓、小头畸形、智力缺陷、脊状额缝、内眦赘皮、眼睑下垂 |
| 四环素 | 四环素牙、牙釉质不全 |
| 沙利度胺 | 肢体异常发育、肢体部分缺失和无指畸形、头面部缺陷、全身其他部分缺陷(如心脏、肾脏和眼部缺陷) |
| 三甲双酮 | 发育迟缓、V形眉毛、低耳位、唇裂和(或)腭裂 |
| 丙戊酸钠 | 颅面缺陷、神经管缺如脑积水、心脏和骨骼缺陷 |
| 华法林 | 鼻发育不全、鱼状骨骺、眼部缺陷、指骨发育不良、智力缺陷 |
| **化学制品** | |
| 甲基汞 | 大脑萎缩、痉挛、癫痫、智力缺陷 |
| 多氯联苯 | 宫内生长发育迟缓、皮肤变色 |
| **感染** | |
| 巨细胞病毒 | 小头畸形、脉络膜视网膜炎、感音神经性听力丧失、迟发性精神运动障碍、肝脾肿大、脑积水、脑瘫、脑(脑室旁)钙化 |
| 乙肝病毒 | 早产巨大儿 |
| 单纯疱疹病毒 | 皮肤囊泡和瘢痕、脉络膜视网膜炎、肝大、血小板减少、瘀点、溶血性贫血、脑积水 |
| 人类细小病毒B19 | 胎儿贫血、非免疫性胎儿水肿 |

| 相关因素 | 出生缺陷表现 |
|---|---|
| 风疹病毒 | 宫内生长发育迟缓、出生后生长发育迟缓、心脏与大血管畸形、小头畸形、感音性神经性耳聋、白内障、小眼症、青光眼、色素性视网膜病、智力缺陷、新生儿出血、肝脾肿大、骨病、牙齿缺损 |
| 弓形虫 | 小头畸形、智力缺陷、小眼症、脑积水、脉络膜视网膜炎、脑钙化、听力损失、神经障碍 |
| 梅毒螺旋体 | 小头畸形、先天性耳聋、智力缺陷、牙齿和骨骼异常 |
| 水痘病毒 | 皮肤瘢痕、神经性缺陷(如肢体轻瘫、脑积水、癫痫)、白内障、小眼症、霍纳综合征、视神经萎缩、眼球震颤、脉络膜视网膜炎、小头畸形、智力缺陷、骨缺陷(如肢体、手指和足趾)、泌尿生殖系统缺陷 |
| 高水平电离辐射 | 小头畸形、智力缺陷、骨缺陷、生长发育迟缓、白内障 |

# 第四节　人类发育关键期影响因素

胚胎对致畸物的易感性取决于致畸物本身。细胞分裂和形态发育是胚胎发育的关键期,妊娠前3个月和妊娠后3个月,孕妇应尽量避免口服药物、感染、接触毒性物质等致畸高危因素。

每个组织和器官在发育阶段都有一个关键期,这时期易发生发育障碍。出生缺陷类型取决于致畸物作用的时间段。然而认为缺陷是按时间表发生的,这种假设也是不正确的,还需了解致畸物在关键期结束前影响了哪些组织和器官的发育。

## 一、吸烟

母亲在妊娠期吸烟是一个明确的宫内发育迟缓病因。尽管向大众宣传吸烟对胚胎是有害的,但仍有女性在妊娠期继续吸烟,严重吸烟者(＞20支/d)发生早产的概率是不吸烟女性的2倍,其婴儿体重低于正常婴儿。

另外,人群病例回顾性研究显示,在妊娠期前3个月吸烟母亲生出圆锥动脉干和房室间隔缺损婴儿的发生率较高,唇腭裂发生率也较高。

尼古丁使子宫血管收缩,从而引起子宫血流减少,也减少了母体胎盘绒毛膜间隙的血流,供应胚胎或胎儿的氧和营养物质也减少。由吸烟导致的高水平碳氧血红蛋白血症表现为母体和胎儿的血容量和氧转运改变,引起胎儿慢性低氧血症,影响胎儿的生长发育。

## 二、酒精

酒精影响1‰~2‰育龄女性。妊娠早期摄入中度和高度酒精,可以影响胎儿生长发育,导致形态学的改变,随酒精浓度增加,症状更严重。

母亲慢性酒精中毒生出的婴儿表现为一种特殊缺陷,包括产前和产后的生长发育迟缓、智力障碍、前哨面部特征,也称胎儿酒精综合征。

父亲酒精滥用影响精子质量,造成后代智力缺陷。

## 三、雄激素和孕激素

雄激素可以导致女婴的外生殖器男性化,如阴蒂肥大。孕激素影响男婴,导致其外生殖器女性化,如尿道下裂。药物治疗时应避免含有孕激素,如炔雌酮或炔诺酮。临床实践显示这些激素的致畸风险是低的。在胚胎发育关键期接触孕激素还会增加心血管缺陷的发生概率。

在妊娠早期尚未意识到怀孕的时候,口服含有雌激素、孕激素的药物和食物被认为是致畸物摄入。

在发育关键期,孕妇服用含有雌激素、孕激素的药物,生出的婴儿有VATER综合征,此综合征包括椎体、肛门、心脏、气管、食管、肾脏和肢体的畸形。

# 第五节 重要的产前检查——大排畸和小排畸

超声是筛查胎儿结构畸形的首要和主要的方法。按孕期时段,有3个重要的排畸时间,孕早期结构畸形筛查(孕11~13$^{+6}$周);孕中期结构畸形筛查(孕20~24周);孕晚期结构畸形筛查(孕28~32周)。其中,孕中期、孕晚期的结构畸形筛查指的是大排畸和小排畸。孕中期、孕晚期按超声检查内容分为4级。

Ⅰ级:常规超声。主要是生长指标及脐血流检查,与标准孕周比较。

Ⅱ级:产前筛查。主要针对六大畸形:无脑儿、脑膨出、单腔心、开放性脊柱裂、胸腹壁缺损内脏外翻、致命性软骨发育不全。

Ⅲ级:系统超声检查,俗称大排畸、小排畸。主要内容包括:胎儿数目、胎心搏动、胎儿大小、胎儿结构畸形筛查、胎盘位置和羊水情况。

Ⅳ级:针对性超声检查(心脏、中枢神经系统等),因此大排畸、小排畸就是在孕20~24周,孕28~32周二次重要时期的系统超声检查。

## 一、大排畸

大排畸是孕中期进行的超声检查,能全面详细地检查胎儿的每个器官。这时胎动活跃,羊水相对较多,便于医生从各个角度观察胎儿结构。国家卫健委规定在孕中期20～24周检查,有六大致死性畸形必须通过产前超声检查进行诊断,包括无脑儿、脑膨出、单腔心、开放性脊柱裂、胸腹壁缺损内脏外翻、致命性软骨发育不全。此外医生若检查出其他畸形,也会及时告知孕妇。

大排畸是不是做三维彩超或四维彩超效果更好?三维彩超和四维彩超虽然成像立体清晰,能让孕妇和胎儿"早见一面",但从实际检查效果来说,只是锦上添花,而不是不可缺少。如果医院条件不允许做三维彩超或四维彩超,那二维彩超也可以。

## 二、小排畸

做了大排畸,为什么还要做小排畸?小排畸是孕晚期超声检查,一般在孕28～32周检查。由于胎儿一直在生长发育,一些结构畸形处于动态发展中,因此只有到一定孕周,才能靠B超观察到。通过小排畸,医生能评估胎儿生长状况,诊断出孕晚期才会出现的异常,如脑积水、小头畸形等。

大排畸和小排畸是筛查胎儿畸形的主要手段,可仍有力所不及的时候。超声仪器性能、孕周、胎儿体位、羊水量、孕妇腹壁脂肪厚度、医生专业水平等诸多因素都可能影响检查结果。

虽然不能保证排畸正常的胎儿绝对没问题,但出现严重畸形的概率很低。如果排畸中发现异常,孕妇一定要重视起来,必要时做进一步检查,配合医生进行诊治。一般的产科检查时间见表1-3。

表1-3　产科检查时间表

| 产检 | 孕周 | 检查项目 |
|---|---|---|
| 第一次产检 | 孕12周 | 血压、体重、多普勒胎心、妇科检查、孕期营养监测、B超、心电图、MDI分泌物(阴道正常菌群的代谢产物) |
| 第二次产检 | 孕16～20周 | 血压、体重、宫高、腹围、多普勒胎心、唐氏筛查、血常规＋血型(ABO＋Rh)、尿常规、肝功＋两对半、血糖、血钙、血脂、丙肝抗体、梅毒反应素、HIV抗体、优生四项(巨细胞病毒、单纯疱疹病毒、风疹病毒、弓形虫)、微量元素 |
| 第三次产检 | 孕20～24周 | 血压、体重、宫高、腹围、多普勒胎心、妊娠期高血压预测、妊娠期糖尿病筛查(糖筛)、大排畸 |
| 第四次产检 | 孕28～32周 | 血压、体重、宫高、腹围、多普勒胎心、血常规、尿常规、小排畸 |
| 第五次产检 | 孕32～34周 | 血压、体重、宫高、腹围、多普勒胎心、血常规、尿常规 |
| 第六次产检 | 孕36周 | 血压、体重、宫高、腹围、多普勒胎心、胎心监护 |

| 产检 | 孕周 | 检查项目 |
|---|---|---|
| 第七次产检 | 孕 37 周 | 血压、体重、宫高、腹围、多普勒胎心、胎心监护、B 超、血常规、尿常规 |
| 第八次产检 | 孕 38 周 | 血压、体重、宫高、腹围、多普勒胎心、胎心监护 |
| 第九次产检 | 孕 39 周 | 血压、体重、宫高、腹围、多普勒胎心、胎心监护 |
| 第十次产检 | 孕 40 周 | 血压、体重、宫高、腹围、多普勒胎心、胎心监护、B 超、血凝四项、血常规、尿常规、心电图 |

（杨星海）

# 第二章 胎儿结构畸形的遗传咨询

胎儿结构畸形是指以形态结构异常为主要特征的出生缺陷,占全部出生缺陷的60%～70%,是一类重要的出生缺陷。胎儿结构畸形通常是指器官或组织的体积、形态、部位或结构的异常或缺陷,如肢体的畸形、心脏的畸形,可伴有遗传物质的异常,如涉及生殖细胞遗传物质的改变,可遗传给后代。

遗传咨询是指咨询师与咨询者共同商讨咨询者提出的各种遗传学问题并在咨询师的指导帮助下合理解决这些问题的全过程。对于胎儿结构畸形进行遗传咨询,需要解答孕妇和其亲属提出的有关畸形发生的原因、诊断、遗传方式、治疗、预后等问题,估计再生育时该病的再发风险,提出可以选择的各种处理方案,供孕妇和其家属做决策。

## 第一节 胎儿结构畸形的遗传因素

导致胎儿结构畸形的主要遗传因素包括染色体病、基因组病、单基因遗传病、多基因遗传病。

### 一、染色体病

染色体病是指染色体数目、结构异常引起的疾病。染色体是遗传物质的载体,正常人类的精子或卵子的全部染色体数目是23条,含有22条常染色体和1条性染色体。正常人类的体细胞为二倍体,有46条(23对)染色体,每对染色体中1条来自父亲,1条来自母亲。女性染色体为46,XX;男性染色体为46,XY。染色体的数目异常或者结构畸变,包括微小的畸变都可能导致许多基因的重复或缺失。因此,染色体发生畸变时,常表现为多发畸形、智力低下、生长发育迟缓等。根据染色体异常的类型可以分为常染色体异常综合征、性染色体异常综合征。

#### (一)染色体数目异常

染色体数目异常分为整倍体异常和非整倍体异常。整倍体异常是指在二倍体基础上染色体数目整组的增加,非整倍体异常是指在二倍体基础上增减某一染色体。整倍体异常一般是致死性的,如三倍体(3n＝69)、四倍体(4n＝92)等都具有致死效应,很难存活到出生。存活的个体大多为二倍体与三倍体的嵌合体。三倍体发生机制是受精过程中生殖细胞分裂异常,主要有双雄受精和双雌受精,临床表型与基因组印迹相关。已报道的三倍体核型有

69,XXX;69,XXY;69,XYY。母源性三倍体多表现为早期自然流产、胎儿严重发育障碍、胎盘小甚至不发育但无葡萄样变。父源性三倍体常表现为局部性葡萄胎样大胎盘、胎儿小、宫内发育迟缓、先天性心脏病、并指等。三倍体胎儿几乎不能存活到出生,大部分在孕早期自然流产。双雌受精三倍体的再发风险不升高,双雄受精三倍体的再发风险为 1%～3%。

非整倍体异常的个体体细胞中染色体不是整倍数,比二倍体少 1 条或者多 1 条,甚至少几条或多几条。缺失 1 条染色体的那对染色体形成单体型,会导致基因严重缺失,因此常染色体单体型一般很难存活。临床上常见的单体型综合征患者染色体核型为 45,X,即 Turner 综合征,大部分 45,X 综合征的个体在胚胎期流产,存活的患者主要表现为性腺发育不全。

多出 1 条染色体使细胞内染色体总数为 47 条,形成三体型,这是人类中最常见的染色体畸变类型。三体型在染色体病中最为常见,其中最常见的是 21-三体型(唐氏综合征)和性染色体三体型。其次是 18-三体型和 13-三体型,这类型患者主要临床表现:智力低下、生长发育迟缓、结构畸形等。

染色体病是先天性畸形、智力低下、生长发育迟缓以及胎儿自然流产的主要原因,在新生活婴中的发生率约为 0.7%。其临床表现主要有智力低下、生长发育迟缓,常伴有五官、四肢、内脏等的畸形。这种染色体病目前尚无有效的治疗措施,因此避免这类患儿出生是关键的优生措施。目前临床上已开展 21-三体综合征等染色体病的产前筛查和产前诊断工作。在遗传咨询过程中,应建议孕妇在孕期进行相关检查。

### (二)染色体结构异常

导致染色体结构异常的原因主要是染色体的断裂及断裂后的重接。染色体在射线、化学药剂、温度剧变等因素影响下发生了断裂,如果随后在原位重接,则不引起遗传效应;染色体发生断裂后,未发生重接或未在原位重接,会引起各种染色体结构异常,称为染色体重排。临床上较常见的染色体结构异常有缺失、重复、易位、倒位等。平衡性的染色体结构异常携带者,如染色体相互易位、罗氏易位、倒位等,因为没有遗传物质的缺失或增加,携带者一般没有异常表现。但在形成生殖细胞的减数分裂过程中,由于同源染色体间的同源片段要进行配对,会形成不平衡染色体重排的配子,这种配子与正常配子结合后可导致流产、死胎、胎儿畸形等不良妊娠结局。

## 二、基因组病

基因组病的概念最早是 Lupski 在 1998 年提出的,是人类基因组 DNA 异常重组引起临床表型改变的一类疾病。基因组拷贝数变异(copy number variants,CNVs)是指基因组 DNA 片段 1kb 以上的数量结构变异,包括缺失、重复、片段性重复等,常规染色体检查无法识别。基因组病是基因组结构重排导致的染色体微缺失、微重复综合征,主要为亚显微水平的染色体微缺失、微重复,一般长度为 1kb～5Mb。其发病率为 1/50000～1/14000,85%～95% 为新发变异,多为环境因素导致。常见临床表现:生长发育异常、智力发育迟缓、多发器官畸形、特殊面容、内分泌异常、精神行为异常等。

22q11.2缺失综合征是人类最常见的染色体微缺失综合征,表型也较复杂,可分为迪格奥尔格综合征(Di George syndrome,DGS)、腭心面综合征(velo-cardio-facial syndrome,VCFS)和圆锥动脉干畸形伴异常面容综合征(conotmncal anomaly face syndrome,CAFS)等多个亚型。DGS主要表现为先天性心脏病、免疫缺陷和低钙血症;VCFS主要表现为腭裂、先天性心脏病、特殊面容、手部细长、精神行为异常等;CAFS主要表现为特殊面容和心脏流出道畸形。

正常情况下一个人的2条同源染色体分别来源于父亲和母亲。如果一个人的2条同源染色体来源于同一亲本,称为单亲二倍体(uniparental disomy,UPD)。单亲二倍体是指同源染色体或染色体上的部分片段均来源于双亲中的一方,分为完全性和片段性两种。发病率较低,但可继发隐性基因纯合突变或基因印迹障碍,从而导致各种各样的临床表型。如果一个个体的所有染色体都来源于单亲,一般在胚胎发育时夭折;来源于父亲的单亲二倍体发育成葡萄胎,易恶性转化成绒毛膜肿瘤;来源于母亲的单亲二倍体则形成卵巢畸胎瘤。

单亲二倍体可分为同二体型(来自同一亲本的同一染色体)和异二体型(分别来自同一亲本的2条同源染色体)。单亲二倍体是随着分子遗传学技术发展并广泛应用而发现的一种特殊的遗传现象。目前临床上最早发现、最常见的由片段性单亲二倍体引起的疾病是Beckwith-Wiedemann综合征。孕妇高龄也是单亲二倍体的易感因素。

单亲二倍体表现型的发病机制主要是基因印迹效应,其次是常染色体隐性遗传等位基因的双等位基因表达。当突变基因位于2条单亲染色体上,单亲二倍体携带者就因基因纯合突变而发病。此外,残余三体效应也被认为是导致单亲二倍体表现型的一种发病机制。这是指通过三体自救,没有变成单亲二倍体的少量三体细胞仍然残留在胎盘或其他组织中,并产生异常的表现型。单亲二倍体使染色体或染色体某一片段位点上的基因呈双等位基因表达或缺等位基因表达。在缺等位基因表达的情况下,机体缺乏必需的蛋白质从而导致疾病的发生。

## 三、单基因遗传病

单基因遗传病是由一对等位基因导致的疾病。根据基因所在的染色体不同以及导致疾病的基因显性和隐性区别,又可分为常染色体显性遗传病、常染色体隐性遗传病、X连锁显性遗传病、X连锁隐性遗传病和Y连锁遗传病。突变基因位于线粒上的称为线粒体遗传病。

### (一)常染色体显性遗传病

一种遗传性状或遗传病有关的基因位于常染色体上,其性质是显性的,如亨廷顿舞蹈病、软骨发育不全、成骨发育不良、成人多囊肾、家族性高胆固醇血症、家族性结肠息肉等属于常染色体显性遗传病。遗传特点:与性别无关,男女发病机会均等;患者双亲往往有一方为患者;若双亲无病,子女一般不发病;患者常为杂合型,若与正常人婚配,其子女患病概率为 50%;常见连续几代的遗传。

### (二)常染色体隐性遗传病

是指控制遗传性状或遗传病有关的基因位于常染色体上,其性质是隐性的,在杂合状态时不表现相应症状,只有当隐性基因为纯合突变或复合杂合变异时才表现相应症状。常见的常染色体隐性遗传病有苯丙酮尿症、白化病、肝豆状核变性、地中海贫血等。患者双亲往往都无病,但都携带致病基因。近亲结婚者发病率更高。

### (三)X 连锁显性遗传病

致病基因位于 X 染色体上,其性质是显性的,有一个致病基因即可表现症状,这种遗传方式称为 X 连锁显性遗传,特点:女性患者的子女各有 50% 发病率,男性患者的致病基因只传给女儿,不传给儿子。

### (四)X 连锁隐性遗传病

致病基因在 X 染色体上,其性质是隐性的,这种遗传方式称为 X 连锁隐性遗传,特点:女性纯合子才发病,杂合子表型正常,但可把致病基因传给后代;男性只有一个 X 染色体,若带有致病基因即可能患病,并可将致病基因传给女儿,而不传给儿子。临床上常见的 X 连锁隐性遗传病包括血友病、红绿色盲、进行性肌营养不良等。

### (五)Y 连锁遗传病

致病基因位于 Y 染色体上,只要 Y 染色体上有这个基因,即可表现相应症状,这种遗传方式称为 Y 连锁遗传。因为只有男性才有 Y 染色体,所以 Y 连锁遗传病的特点是男性传给儿子,女性不发病。Y 连锁遗传病极少见,因为 Y 染色体上基因比较少,多数与睾丸形成、性别分化有关。

## 四、多基因遗传病

人类许多生理特征如身高、体重、血压、肤色、毛发等,是受多对基因控制的,这些基因是共显性基因,无显性和隐性之分,由于每对基因作用微小,因此称为微效基因。多基因遗传病是指由 2 对以上致病基因的累积效应所致的遗传病,与单基因遗传病相比,多基因遗传病不是只有遗传因素起作用,而是遗传因素与环境因素共同起作用,故也称为多因子遗传。

在多基因遗传病中,遗传因素与环境因素共同作用,决定个体患病可能性,该可能性称为易患性。与环境因素相比,遗传因素所起的作用叫遗传度,一般以百分数(%)表示。如精神分裂症是多基因遗传病,其遗传度为 80%,也就是说精神分裂症的形成中,遗传因素起了很大作用,而环境因素所起的作用则相对较小。环境因素影响越大,遗传度则越低。多基因遗传病一般有家族性倾向,如精神分裂症患者的近亲发病率比普通人群高出数倍,与患者血缘关系越近,发病率越高。唇裂、腭裂、高血压、糖尿病、精神分裂症、类风湿性关节炎及先天性心脏病等,均属于多基因遗传病。

### (一)多基因遗传病发病风险

(1)多基因遗传病发病风险与该病的遗传率和一般群体发病率密切相关。如果遗传率为70%~80%,群体发病率为0.1%~1%,那么患者一级亲属的发病率就等于群体发病率的平方根。如唇裂在中国人群中的发病率约为0.17%,遗传率为76%,患者一级亲属的发病率则为$\sqrt{0.0017}\approx0.04$ 即4%。若遗传率小于70%或大于80%,则患者一级亲属的发病率就相应地低于或高于群体发病率的平方根。

(2)如果群体发病率和遗传率过高或者过低,可以用一般群体发病率、遗传率和患者一级亲属发病率关系来推算。随着亲属级别的降低,患者亲属的发病风险迅速下降,远低于1/2、1/4等单基因遗传递减的比例。

(3)在一个家庭中患者越多,再发风险越高。如果一对夫妇生了一个患儿,说明他们带有一定数量的致病基因;如果一对夫妇生过两个患儿,则表明他们带有更多的致病基因,他们传给下一代的致病基因也较多,由于致病基因的积累效应,后代的发病风险将相应升高。

(4)病情严重程度不同,再发风险也不同。患者的病情越严重,表明所带的致病基因越多,其父母也带有较多的致病基因。因此,其父母再次生育时,发病风险相应升高。反之,发病风险就较低。

(5)某些多基因遗传病的易患性阈值存在性别差异,所以这个病的群体发病率也存在性别差异。如先天性幽门狭窄是一种多基因遗传病,男性发病率为0.5%,女性发病率为0.1%,男性发病率是女性的5倍,女性患者的儿子发病率为20%,女儿发病率为7%;男性患者的儿子发病率为5.5%,女儿发病率为0.14%。

所以,在估计多基因遗传病的发病风险时,要考虑的因素很多,只有进行综合分析判断,才能得出比较切合实际的发病风险数据,才能更有效地进行优生指导。

### (二)环境因素与遗传因素在畸形发生中的相互作用

在畸形发生中,环境因素与遗传因素的相互作用是非常明显的,这不仅表现在环境致畸因子通过引起染色体畸变和基因突变而导致出生缺陷,还表现在胚胎的遗传特性,即基因型决定和影响胚胎对致畸因子的易感程度。流行病学调查显示,在同一地区同一自然条件下,同时怀孕的孕妇在一次风疹流行中都受到了感染,但新生儿有的出现畸形,有的却完全正常。出现这种情况的原因是每个胚胎对风疹病毒的易感性不同。决定这种易感性的主要因素是胚体结构和生化特性,而这种结构和生化特性取决于胚体的遗传特性。致畸因子的种间差异更是如此,如可的松对小白鼠有明显的致畸作用(主要引起腭裂),但对猪、猴等则几乎无致畸作用。人类和其他灵长类动物对沙利度胺非常敏感,沙利度胺可引起残肢畸形,但对灵长类之外的其他哺乳动物几乎无致畸作用。

在环境因素与遗传因素相互作用引起的先天性畸形中,衡量遗传因素所起作用的指标称为遗传度。某种畸形的遗传度越高,说明遗传因素在该畸形发生中所起的作用越大。如先天性心脏畸形的遗传度为35%、先天性巨结肠的遗传度为80%、脊柱裂为60%、无脑儿为60%、先天性髋关节脱位为70%、腭裂为76%、先天性幽门狭窄为75%。

# 第二节　胎儿结构畸形的遗传学诊断技术

## 一、细胞遗传学技术的临床应用

细胞遗传学是细胞学与遗传学相结合的一门科学,主要研究在生理和病理状态下染色体结构和数量的改变。染色体检查亦称染色体核型分析,是较早应用于遗传病诊断的技术。先天性染色体数目和结构异常引起的具有一系列临床症状的综合征称为染色体病或者染色体异常综合征。通过特定的技术检测染色体数目及大片段结构异常的手段称为细胞遗传学方法,包括非显带技术、显带技术、特殊显带技术及荧光原位杂交技术。目前应用较多的是显带技术中的G显带以及荧光原位杂交技术。染色体检查标本主要取自外周血、绒毛、羊水中胎儿脱落细胞、脐血、皮肤等。

### (一)染色体核型分析

染色体核型分析是确诊染色体病的主要方法。通过取外周血做淋巴细胞培养以及在产前诊断时取绒毛、羊水中胎儿脱落细胞、脐带血等进行染色体检查。非显带的染色体主要通过形态、大小来识别,但这种识别有一定的局限性,无法区分结构性异染色质中染色体,也不能诊断染色体结构异常。1970年,科学家首次用喹吖因对人体染色体进行染色,发现可以在染色体上显示不同宽度和位置的带纹,而且针对某一特定的染色体这种带纹是固定的。细胞遗传学工作者以不同的染色方法为基础,建立了各种显带的方法。临床常用的显带技术用吉姆萨(Giemsa)作为染料,称为G显带。染色体经胰蛋白酶处理后,用Giemsa染料染色,这种染料能结合DNA,使得染色体呈现出不同深浅、不同宽度的带纹,人类的24条染色体经Giemsa染色后可以显示各自特异的带纹。

常规320条带的G显带可以检出的染色体异常包括非整倍体,大于10Mb的染色体结构异常如倒位、易位、插入、重复及缺失等,还有一些常见的非致病性变异如随体柄或者着丝粒等区域异染色质的改变。

常规的染色体核型分析的分辨率为300~400条带水平,在此显带水平下因分辨率的限制,一些较小缺失、倒位、易位、重复、插入等染色体结构异常很难分辨,从而易导致误诊或漏诊的情况发生。高分辨染色体分析技术依靠同步化方法可得到长度更长、显出条带更多的染色体,可使染色体显出的条带达到550条带水平或者更多,大大提高了染色体分辨率,为临床工作提供了更多的染色体结构信息,可帮助临床工作者发现常规染色体 G 显带技术不易发现的较小的染色体结构异常(如较小的缺失、倒位、易位和重复等),进而提高对染色体小片段异常的检出能力。

目前,常规分子检测技术仍然不能诊断染色体平衡性的结构异常,虽然三代测序技术可以检测出此类异常,但成本高昂,染色体核型分析仍然是目前检测染色体异常的"金标准"。

### (二)荧光原位杂交技术

荧光原位杂交技术(fluorescence in situ hybridization,FISH)是 20 世纪 80 年代末在放射性原位杂交技术基础上发展起来的一种结合了细胞遗传学、分子生物学和免疫学知识的新技术,是以荧光标记取代同位素标记的新的原位杂交方法。从 1985 年的国际人类细胞遗传命名系统(International System for Human Cytogenetic Nomenclature,ISCN)发表后,人类细胞遗传学的一个主要进展就是发展了一系列的非同位素标记的原位杂交技术,这些技术用于检测或定量测定特异 DNA 序列并将它们定位于特定的染色体位点上。

#### 1.FISH 技术的原理

FISH 技术利用报告分子(如生物素、地高辛等)标记已知的核酸序列并作为探针,然后将探针与染色体或 DNA 纤维切片上的靶 DNA 杂交,若两者同源互补,即可形成靶 DNA 与核酸探针的杂交体。此时可利用该报告分子与荧光素标记的特异亲和素之间的免疫化学反应,在荧光显微镜下观察杂交信号,从而检测标本中的染色体或基因异常。FISH 技术为一种快速、灵敏的检测方法,克服了传统的细胞遗传学诊断取材时间有限、培养耗时长及结果取决于中期裂相的多少、分散的好坏、显带是否适中等不足,只需根据杂交位点的数目即可迅速确定染色体的数目,结果更客观、准确、可靠。可以在获取标本后 24~48h 出结果,及时实施临床决策。

#### 2.FISH 技术的临床应用

FISH 技术是利用荧光标记的特异性寡核苷酸片段作为探针,与染色体、细胞或组织中的核酸按照碱基互补配对原则进行杂交,通过荧光系统检测,对待测 DNA 进行定性或相对定位分析。相对于传统的核型分析技术,FISH 技术具有快速及特异性高的优点。更由于其直观性,成为众多遗传学诊断技术的有效验证方法。

(1)对胎儿常见染色体非整倍体的快速产前诊断:对产前(或出生后)核型分析结果异常或其他分子细胞遗传学检测(如染色体微阵列分析)结果异常,但无法确认异常染色体片段的来源或性质者,进行目标染色体的验证。

(2)对自然流产、死胎等妊娠产物的遗传学分析。

(3)在基因定位中的应用:FISH 技术可以直接测定 DNA 序列在染色体上的定位情况,基因的染色体定位是 FISH 技术可以在分子生物学上应用的重要方面。FISH 技术可以直接观察染色体端粒,简化了对其在核内的结构和功能研究,定位端粒序列。

(4)在染色体结构研究中的应用:FISH技术可以直接观察染色体形态结构,也能观察细胞核内染色质,可阐明减数分裂染色体的高度有序结构,有助于了解减数分裂染色体配对和重组的机制。而荧光原位杂交技术用人染色体特异探针能有效地检测出染色体畸变类型。

### 3.FISH技术在产前诊断的临床应用指征

FISH技术进行产前诊断时可采用绒毛、羊水、脐血等标本。

(1)唐氏综合征血清学产前筛查为高风险的孕妇,有常见染色体非整倍体产前诊断要求,无不良孕产史,超声检查未发现异常。

(2)无创性产前基因检测(noninvasive prenatal testing,NIPT)高风险,需要明确诊断者。

(3)FISH技术作为快速产前诊断技术与细胞遗传学技术(染色体核型分析)联合应用,可对所有具备侵入性细胞遗传学产前诊断指征的胎儿进行检测,有助于尽早获得胎儿常见染色体数目的信息。

(4)对于孕周过大、染色体核型分析细胞培养失败或其他原因不能行细胞遗传学产前诊断者,FISH技术可作为补救诊断手段之一,能提供常见染色体非整倍体异常的检测。

(5)FISH技术与其他分子遗传学诊断技术联合应用,在临床应用其他分子遗传学诊断技术时,可同时采用FISH技术获得13染色体、18染色体、21染色体、X染色体、Y染色体等数目的信息。包括:①在进行单基因遗传病分子诊断时,同时进行FISH检测有助于排除常见染色体数目异常的情况;②在其他分子遗传学诊断技术诊断结果不明确时,可采用FISH技术进行验证。

### 4.FISH技术的优势及局限性

(1)FISH技术的主要优势:FISH技术无须细胞培养,分析周期短,可以快速检出胎儿常见的染色体非整倍体异常,显示出高通量、快速、易于大规模开展的优势,对于解决当前以细胞遗传学核型分析为主流技术的产前诊断技术服务能力不足、诊断周期长等问题具有重要的现实意义。主要优势:①安全、快速、灵敏度高;②探针能较长时间保存;③多色标记,简单直观;④可用于中期染色体及间期细胞的分析;⑤可应用于新鲜、冷冻或石蜡包埋标本以及穿刺物、脱落细胞等多种物质的检测。

(2)FISH技术的局限性:一种探针只能够检测一种染色体异常,而不能够检测多种染色体异常;能针对已知染色体片段检查,不能覆盖全基因组,是一种靶向检查技术;另外,在检测中,荧光的信号会受到很多因素的影响,出现信号较弱或信号完全消失的现象,导致假阴性结果。

## 二、分子遗传学技术的应用

利用分子遗传学技术直接从基因水平(DNA或RNA)检测遗传的基因缺陷,通过检查基因的存在、缺陷或表达异常,对疾病做出诊断。与传统的诊断方法主要差异在于直接从基因型推断表型,即可以越过产物(酶和蛋白质)直接检测基因结构而做出诊断,这样就改变了传统的表型诊断方式,不仅可对患者做出诊断,还可以在发病前做出症状前基因诊断,也可对有遗传病风险的胎儿做出生前基因诊断。

基因是位于染色体上的遗传功能单位,承载着生命的基本构造和性能,当基因出现问题时,势必会引起生物体性状功能的改变。分子遗传学技术以基因为研究的出发点,分析变异的致病性,包括外显子水平的缺失和重复、基因突变、甲基化、等位基因差异表达、基因印记、剪切变异以及动态突变等。涉及的基因可以是一个基因,也可以是多个基因。在初期,分子遗传学技术一次仅能检测一个或几个位点,用于诊断致病基因和位点已经明确的疾病。随着计算机技术、纳米技术、自动化技术的发展,人们可将几百万种探针集成至一张芯片之中,进行微阵列检测,以获得患者所有染色体的高分辨率图谱。随着人类基因组计划的完成和技术的进一步发展,核酸测序的成本和所需时间大大降低,使得一次性检测患者全外显子或全基因组中的变异,包括与疾病关系未知的变异,成为可能。此外基因诊断不受基因表达的时空限制,也不受取材的细胞类型和发病年龄的限制。这一技术还可以从基因水平了解遗传病异质性,有效地检出携带者,已经在遗传病诊断中发挥了巨大作用。基因诊断的常用技术方法:核酸分子杂交技术、聚合酶链反应(polymerase chain reaction,PCR)、基因测序等。

### (一)染色体微阵列技术

染色体微阵列技术(chromosomemicroarray analysis,CMA)最初的雏形为 20 世纪 70 年代由 Southern 印迹发展而来的点杂交技术。1981 年,随着计算机成像和辅助计算的应用,现代染色体微阵列技术的原型正式诞生。在人类基因组测序完成后,杂交所使用的探针逐渐由完整克隆和大片段 DNA 过渡至 25～60nt 的小片段寡核苷酸,同时固定于同一阵列中的探针序列也从一千多种增长至几百万甚至几千万种。

#### 1.染色体微阵列杂交技术的基本原理

染色体微阵列技术(CMA)和 Southern 杂交、荧光原位杂交类似,都是利用核酸的碱基互补配对进行的。不同的是,Southern 杂交等通常是将探针标记同位素或生物素,用来杂交固定在膜上的样品;而现今的染色体微阵列技术是将寡核苷酸探针固定在基质上,并将样品标记上生物素、荧光素等可检测信号,通过读取探针对应坐标或像素点的信号强度便可计算样品中探针互补序列的浓度。

分子遗传检测所应用的染色体微阵列技术(CMA)是在比较基因组杂交(comparative genomic hybridization,CGH)的基础上发展而来的。传统的 CGH 使用单一拷贝的固定分裂相作为探针,组成复杂,分辨率也不会超过核型分析,随着人类基因组测序的进行,人们可将已知的基因组对应位置探针固定于微阵列芯片中来检测染色体异常。根据芯片中探针种类和密度不同,CMA 所能检测的染色体异常也不同。目前常见的微阵列芯片含有参比基因组探针和单核苷酸多态性(single nucleotide polymorphism,SNP)探针,以同时检测基因组的纯合性和最低 100kb 的拷贝数变异(copy number variants,CNV)。值得注意的是,CMA 不能检测平衡性的染色体结构异常如平衡易位、倒位等。

**2.染色体微阵列杂交技术的临床应用**

CMA 是一项分子核型技术,主要用于检测基因组不平衡事件(拷贝数变异、微缺失、微重复)及外显子水平的缺失和重复。CNV 是基因组变异的一种形式,是大于 50bp 区段的非正常拷贝数量的变异。染色体微阵列技术在对认知障碍、发育迟缓及智力低下的儿童进行产后检测时,对染色体亚显微结构的阳性诊断率在 12%~15%。但是 CNV 并非不正常的或者致病的。事实上,有些临床上被认为是致病性的 CNV 可以在一些表型完全正常的人群中被检测出来。大部分良性的或者被认为不会导致相关临床表型的一般都是一些小片段的 CNV,小于 50kb,并且不会编码相关的蛋白质。染色体上的一些微缺失、微重复一般都不能通过传统的核型技术检测出来。与一些关键基因或者重要的调控元件相关的微缺失、微重复引起相应致病性临床表型的可能性会更大。

CMA 只需要提取样本 DNA 即可检测整个基因组,克服了传统染色体分析技术培养周期长的缺点,使快速检测全基因组微缺失或微重复成为可能。2019 年 12 月美国医学遗传学和基因组学学会联合临床基因组资源机构对原发性拷贝数变异进行解读并在以往的基础上更新了指南的技术标准。新指南引入了基于半定量的评分体系,建立了 CNV 的分类标准,对患有神经发育障碍、多发性先天异常的个体以及超声异常的胎儿进行遗传学检查,推荐应用拷贝数分析在基因层面检测是否存在致病性拷贝数缺失和拷贝数增加。近几年来,该项技术得到了广泛的应用,无论是在实验操作的优化方面还是数据解读方面都取得了巨大的进展。

在数据解读方面,CNV 的几种主要致病机制可以概括为剂量效应、位置效应(位于基因的启动子、增强子、CpG 岛或者 TAD 区域)及基因的融合和打断等。对 CNV 的解读重要的是查询数据库和网络资源,查询的完全性和准确性决定了你对 CNV 解读的正确性。对 CMA 或者高通量测序(NGS)得出的 CNV 进行解读时,所要用到的数据库包括人类基因组数据库、自然人群变异数据库、疾病人群变异数据库等。其中人类基因组数据库为参考基因组数据,具有比对、功能注释、整合其他数据库和分析工具以及可视化浏览的功能。自然人群变异数据库整合了芯片、测序获得的变异(如 CNV),并且变异在人群中的频率分布、族群信息都可以查到,也提供了可视化浏览。疾病人群变异数据库也整合了芯片、测序获得的变异(如 CNV),提供了疾病的表型,提供可视化搜索引擎。

针对 CNV 的解读和临床的相关性,实际上这在医学实践中是一个过程,不可能用一个指南就覆盖所有的场景,而且在过程当中我们需要总结自己的经验,根据自己的实际情况做出一些合适的判断,需要和这方面的专家多沟通,并且要与时俱进,不断地学习新的知识。

### (二)实时定量聚合酶链反应

实时定量聚合酶链反应(real-time quantitative polymerase chain reaction,qPCR)是基于聚合酶链反应(PCR)的一种分子生物学实验技术,使用结合扩增产物的探针或结合双链DNA的荧光染料,可以很方便地实时监测PCR产物的生成,可避免PCR之后的电泳或繁重的Southern杂交检测步骤。和普通的PCR一样,qPCR使用一对单链寡核苷酸引物,对模板DNA进行指数扩增。通过加入特定试剂,可在每个循环结束后实时检测PCR产物的量。根据所使用检测原理的不同,可将检测方法分为特异性检测和非特异性检测。非特异性检测使用结合双链DNA的荧光染料,如SYBR Green I等,这些荧光染料在结合双链DNA时发生结构改变,在特定波长的激发下可发射荧光。特异性检测使用带有荧光基团标记的寡核苷酸探针,探针在与扩增产物结合后会释放出可检测信号。

作为一种定量方法,qPCR可检测已知的CNV。此外,通过对探针进行优化,包括引入发夹结构和3′端DNA小沟结合基团,可以增强探针特异性,以分辨等位基因中最低单个碱基的突变或缺失。对于使用DNA染料的检测方法,扩增产物也可通过溶解曲线分析进行区分。DNA的解链温度主要由其长度和GC比例决定,在DNA加热或冷却过程中测量其解链程度和温度的关系,便可对不同长度和序列的DNA片段进行区分。溶解曲线分析在qPCR中的应用最早出现于1997年。随着仪器设备和核酸染料性能的改进,高分辨率溶解(high resolution melt,HRM)曲线分析已足以分辨扩增产物中单个核苷酸的区别。HRM曲线分析方法的发明,使得多个qPCR可在同一管中进行,同时检测多个不同的微缺失和点突变,如Y染色体的几种缺失和葡萄糖6-磷酸脱氢酶基因的十几种点突变等。在遗传病的分子诊断中,qPCR适用于检测由已知的数个缺失或突变导致的疾病,这往往需要大量统计和测序数据的支持,以确定所检测的缺失或突变足够覆盖该疾病人群中的大多数。虽然HRM曲线分析也能发现扩增产物范围内的未知突变,但若没有对应的溶解曲线数据,则无法得知突变的具体信息。此外,根据PCR原理,qPCR无法发现扩增产物范围外的缺失或突变。

### (三)多重连接依赖式探针扩增

多重连接依赖式探针扩增(multiplex ligation-dependent probeamplifification,MLPA)是一种具有高灵敏度、高通量,针对待测核酸中的靶序列进行定量和定性检测的技术,可以快速有效地定量检测核酸序列。这项技术包含2种相邻的寡核苷酸探针,杂交于特定的目标DNA区段。所有连接好探针的DNA片段可用同一对通用引物进行PCR扩增。这些经扩增之后的MLPA探针都有特定的长度并且可以通过毛细管电泳检测出来。由于扩增体系里的引物是过量的,因此最终得到的PCR产物的量与最初用于与探针杂交的原始DNA拷贝数量成正比。如一个21-三体综合征的患者,其MLPA检测结果就是相对于正常人的信号值,该患者21-三体最终呈现出来的信号值相比正常人要高出约50%。MLPA可用于检测基因的拷贝数变化(如缺失或重复),识别 DNA 的甲基化状态,检测单核苷酸多态性(SNPs)和点突变,量化 mRNA。因此,它被应用于许多研究和诊断领域,如细胞遗传学、癌症研究、人类遗传学等。其原理是根据每个待测基因靶序列设计一对探针,包括经化学合成的短探针和利用 M13 噬菌体衍生法制备的长探针,扩增对象是杂交在样品上的 2 条探针由连接酶连接之后的产物,不同基因连接产物的长度不同,多重连接产物能够被同一引物扩增,之后进行毛细管电泳分析,基因拷贝数变化直接体现在毛细管电泳的峰面积差异,点突变体现在扩增峰缺失。另外,这项技术操作简便,需要手动操作的过程较少,并且可以在24h 内得到结果。MLPA 技术需要的设备也很简单,一般来说常规的产前诊断实验室都会具备。

MLPA 不仅能够检测点突变,还可以同时对整个外显子 DNA 序列的缺失和重复进行检测,即使在某个基因缺失的情况下,也可以对其他基因进行 PCR 扩增和序列确认,从而反映真实的情况。MLPA 探针混合体系可以同时检测多达 100 个基因,通常情况下一对探针可以反映该基因所在的外显子情况,包括小拷贝数的缺失和重复。MLPA 利用毛细管电泳来检测非整倍体变异时,可以用 SALSA P095 这种探针混合物。该探针混合物包含的探针有 13 号染色体探针、18 号染色体探针、21 号染色体探针、X 染色体探针以及 Y 染色体特异性探针。另外,对这项技术用于检测非整倍体变异做了大量的实验研究,每次研究的样本量在 4000 个以上。这些研究结果表明,在检测非整倍体变异的时候,MLPA 检测的准确率与传统的核型技术以及 FISH 技术是接近的。这项技术对杂质极其敏感,所以在操作过程中要非常小心。另外,由于罕见的多态性或突变,探针的信号可能会减少,需要使用其他技术。多重连接依赖式探针扩增(MLPA)是在多重 PCR 的基础上发展而来的。多重 PCR 是一种在同一管中一次扩增多个目标片段的 PCR 方法,首次报道是在 1988 年,被用于杜氏肌营养不良症的半合子缺失位点筛选。在常规 PCR 中,为了得到可靠的结果,非特异性扩增和引物二聚体应尽可能被排除。而在多重 PCR 中,随着所使用引物数量的增多,不同引物之间形成引物二聚体或可被检测的非特异性扩增产物的概率也会增加,这使得在检测目标增加时多重 PCR 的优化变得困难。1988 年,一种连接酶依赖的 DNA 检测方法被报道:使用 2个彼此相邻的寡核苷酸半探针与目的 DNA 杂交,使用连接酶进行连接,通过检测连接后的探针来判断目的 DNA 的存在。在此基础上,MLPA 在 2 个半探针外侧加上了人工设计序列或外源性序列,使得连接后的探针可作为 PCR 扩增的模板。外源性序列的引入使得多个不同的探针连接产物可以使用同一对引物进行扩增,从而突破了多重 PCR 引物优化困难的限制,通过毛细管电泳等高分辨率方法对扩增产物进行分析,使得同一管中可同时检测的目标数提升至 40~60 个。

MLPA 可用于检测 CNV、点突变、DNA 甲基化等。待测目标微缺失或点突变数目在40~60 个时,对于多重实时定量 PCR 显得太多,而对于高密度微阵列又显得太少,可以考虑应用 MLPA 进行检测。

## (四)DNA 测序

DNA 最早发现于 1869 年。20 世纪 40—50 年代的细菌转化和噬菌体转导实验证实了 DNA 为遗传信息的载体。1953 年沃森和克里克在发表 DNA 双螺旋结构时提出了一个论点,认为遗传信息由碱基的序列携带并随着 DNA 的复制一代代传递下去。在此之后,三联密码子的破译支持了该观点。因此,DNA 的序列成为遗传学关注的一个焦点。

### 1.Sanger 测序技术

即一代测序技术。1970 年,吴瑞等建立了聚合酶催化引物特异性延伸法,并利用此方法测定了 λ 噬菌体黏性末端 12nt 的序列。在此基础上,1975 年 Sanger 等通过仅添加一种核苷酸(加)或仅添加另外 3 种核苷酸(减),并使用聚丙烯酰胺凝胶电泳和放射自显影技术将引物延伸所生成的片段可视化,建立了 Sanger 加减法。1977 年,吉尔伯特等建立了基于碱基特异性化学降解的测序方法。化学降解法相比引物延伸法的优点是不需要知道用于设计引物的 DNA 序列,但由于其所使用 DNA 降级试剂毒性大,且化学反应较难控制,因此在现今的大规模测序中难以运用。同年,Sanger 通过引入低比例的能终止聚合酶延伸反应的双脱氧核苷酸,建立了 Sanger 终止法。很快,Sanger 终止法便成为测序的首选技术并得到广泛应用。时至今日,Sanger 测序技术仍应用于小规模测序以及二代测序的结果验证。早期的 Sanger 测序技术需要使用聚丙烯酰胺凝胶电泳和放射自显影,并人工观察 4 个泳道的电泳条带,过程烦琐。荧光标记终止核苷酸的使用将测序泳道由 4 个缩减为 1 个,为测序的自动化奠定了基础。而毛细管电泳技术的应用,使得 Sanger 测序技术得以规模化,为人类基因组计划的完成做出了巨大贡献。

第一代测序技术的主要优点是测序读长可达 1000bp,准确性高达 99.999%;缺点是测序成本高、通量低。

### 2.第二代测序技术

在人类基因组计划完成后,临床诊断的需求和个性化(精准)医疗概念的提出使人们致力于进一步降低测序成本。新一代测序技术的出现使曾经极为艰巨的测序任务变得简单和快速。这项技术突破了第一代测序需要制备单个 DNA 模板这个瓶颈。并且当这项技术与生物信息学或者计算生物学相结合并且辅以其他的一些相关工具和网络资源时,以飞快的速度产生了大量的信息学数据。目前来说,虽然第二代测序技术有许多的优点,但是它的缺点是不可忽视的,如短读长以及较低的碱基判读准确性。

而基于 Sanger 终止法的毛细管电泳测序技术中各个测序反应实际上仍单独进行,并未真正多重化。1990 年,钱永健等描述了一种使用可去除的 3′封闭基团在 DNA 阵列上进行测序的方法。1994 年,卡纳尔和萨尔法蒂等合成了带有 3′封闭荧光基团的几种核苷酸。和

Sanger 终止法不同,在可逆终止测序中,DNA 每合成一个碱基都会全部终止,此时通过读取不同颜色荧光信号便可得知新掺入碱基的信息,再去除荧光基团和封闭基团以开始下一个碱基的合成,如此循环便可依次得知模板链中的每个碱基信息。之后,巴拉苏布拉马尼亚安等将此法进行改良:将待测 DNA 通过接头引物的互补配对以极高密度捕获至流动池中进行桥式扩增,并通过高分辨率电荷耦合器件相机成像读取荧光信号,可在每个流动池中产生10 亿~20 亿碱基的数据。德尔马纳茨等利用 Φ29 DNA 聚合酶极强的延伸能力对环化的待测序列进行滚环复制,产生原始序列几百拷贝串联重复的 DNA 纳米球(DNA nanoballs,DNBs),利用 DNA 带负电导致纳米球之间互斥的性质使纳米球自组装至带正电的网格图案阵列中,这种方法进一步提高了 DNA 在阵列中的密度。1988 年,海曼等提出了焦磷酸测序法的原型:将 DNA 片段固定在离子交换树脂中,依次流过 4 种非标记的核苷酸,通过色谱检测合成产生的焦磷酸产物来判断是在加入哪种核苷酸时发生了合成反应。之后,尼伦等通过将生成的焦磷酸转化 ATP 并通过荧光素酶进行测量,使焦磷酸测序的自动化成为可能。基于此原理,罗斯伯格等开发出了 454 测序仪并用它完成了沃森的个人全基因组测序。与焦磷酸测序法类似的还有离子半导体测序:通过测量微孔中 DNA 合成反应导致的 pH 值变化,判断合成反应是否发生。

第二代测序技术与第一代测序技术相比大大降低了测序成本,还大幅提高了测序速度,并且保持了高准确性,以前完成一个人类基因组的测序需要 3 年时间,使用第二代测序技术则仅需要 1 周。但缺点是 PCR 过程会在一定程度上增加测序的错误率,并且具有系统偏向性,同时在序列读长方面比起第一代测序技术要短很多。

### 3.基于 NGS 技术的基因组拷贝数变异测序技术

基于 NGS 技术的基因组拷贝数变异测序技术(copy number variation sequencing,CNV-seq)是指采用 NGS 技术对样本 DNA 进行低深度全基因组测序,将测序结果与人类参考基因组碱基序列进行比对,通过生物信息分析以发现受检样本存在的 CNVs。与其他技术相比,CNV-seq 技术主要有以下优势:①检测范围广,覆盖全染色体非整倍体、大片段缺失/重复及全基因组 CNVs;②高通量;③操作简便,实验流程简便,数据分析自动化程度高,质控标准清晰,报告周期短,可在显著节省人力的同时降低人为误差风险;④可以检测低至5%的染色体非整倍体嵌合比例。

CNV-seq 的局限性:①无法检测三倍体及多倍体。②无法发现染色体相互易位、倒位等染色体平衡性结构重排。③无法对包括单亲二倍体(UPD)在内的杂合性缺失(loss of heterozygosity,LOH)进行检测。若临床高度怀疑胎儿为单亲二倍体,则建议用短串联重复序列(short tandem repeats,STR)、单核苷酸多态性微阵列(single nucleot idepolymorphism array,SNP array)等技术进行检测。④对人类基因组中的高度重复区域存在检测局限性,部分染色体微缺失、微重复无法完全被检出。⑤无法对单个碱基突变及小片段缺失、重复所导致的单基因疾病进行检测。

### 4.全外显子测序

是指利用序列捕获技术将全基因组外显子区域 DNA 捕捉并富集后进行高通量测序的基因组分析方法。外显子是最终翻译成蛋白质的 DNA 编码序列,是基因组的一部分。基因组中的全部外显子称为外显子组。人类基因组大约有$1.8×10^5$个外显子,30Mb,约占人类基因组的 1%。人类 85% 以上的疾病基因都由外显子碱基变异导致。全外显子测序是应用频率最高的基因组测序方法,直接对蛋白编码序列进行测序,找出影响蛋白结构的变异,通过高深度测序,可发现变异频率低于 1% 的罕见变异,仅针对外显子组区域,有效降低测序费用、存储空间和工作量。

### 5.全基因组测序

对受检者基因组中的全部 DNA 序列进行检测,不仅覆盖了几乎全部基因的外显子序列,还覆盖了内含子序列和基因间序列。这项技术可有效避免在对相关基因组区域进行靶向富集时产生的技术偏差,不仅可以检出单核苷酸变异(single nucleotide variations,SNV),还可以进行分析,并常规性地对线粒体基因组变异进行分析。同时其操作步骤相对简单,能更加快速地获得更完整的基因组信息。因此,全基因组测序应用于临床遗传诊断时能提高诊断率,简化诊断流程,节省时间及降低诊疗费用,提升临床遗传检测的效能。

### 6.单分子实时测序

单分子实时测序(single-molecule real-time sequencing,SMRT)也被称为第三代测序技术。在测序时,不需要经过 PCR 扩增,实现了对每条 DNA 分子的单独测序,主要可以分为单分子荧光测序和纳米孔测序。

(1)单分子荧光测序技术:通过将脱氧核苷酸用荧光标记,实时地记录荧光的强度变化。当荧光基团被掺入 DNA 链的时候,它的荧光就同时能在 DNA 链上探测到。当它与 DNA 链形成化学键的时候,它的荧光基团就被 DNA 聚合酶切除,荧光消失。这种荧光标记的脱氧核苷酸不会影响 DNA 聚合酶的活性,并且在荧光被切除之后,合成的 DNA 链和天然的 DNA 链完全一样。

(2)纳米孔测序技术:采用电泳技术,借助电泳驱动单个分子逐一通过纳米孔实现测序。由于纳米孔的直径非常小,仅允许单个核酸聚合物通过,而 4 种核苷酸的空间构象不一样,因此当它们通过纳米孔时,所引起的电流变化不一样。由多个核苷酸组成的 DNA 链或 RNA 链通过纳米孔时,检测通过纳米孔的电流强度变化,即可判断通过的核苷酸类型,从而进行实时测序。

第三代测序特点:单分子测序,不需要任何 PCR 的过程,能有效避免因 PCR 偏向性而导致的系统错误,同时提高了测序读长,并具有第二代测序的高通量、低成本的优点。第三代测序读长在几十到 100kb,其测序错误是随机错误,因而可以通过多次测序进行有效纠错。

# 第三节　临床常用的介入性产前诊断技术

## 一、羊膜腔穿刺术

羊膜腔穿刺术是最常用的侵入性产前诊断技术。20 世纪 50 年代,该方法已应用于临床胎儿性别鉴定及胎儿 Rh 溶血性疾病的诊断。自 1966 年 Steele 和 Breg 从羊水中分离出羊水细胞进行培养并行胎儿核型分析之后,羊膜腔穿刺术广泛地应用于胎儿染色体疾病的产前诊断,并在 80 年代成为侵入性产前诊断中的"金标准"。

### (一)羊膜腔穿刺术适应证

(1)年龄≥35 岁的高龄孕妇。

(2)孕妇反复流产或曾生育过缺陷胎儿。

(3)夫妇一方患先天性疾病、遗传性疾病,或有遗传性疾病家族史。

(4)中孕期唐氏筛查高风险。

(5)超声提示胎儿发育异常或畸形可能。

### (二)羊膜腔穿刺术禁忌证

(1)有习惯性流产史。

(2)先兆流产。

(3)术前 2 次测量体温(腋温)高于 37.4℃。

(4)有出血倾向(血小板≤$70\times10^9$/L,凝血功能检查有异常)。

(5)有盆腔或宫腔感染征象。

(6)无医疗指征的胎儿性别鉴定。

### (三)羊膜腔穿刺术前准备

(1)术前告知及签署知情同意书。认真核对适应证及有无禁忌证。向孕妇说明手术可能发生的并发症、检查意义和局限性,签署知情同意书。

(2)完善相关术前检查。术前应完善的实验室检查包括:血常规、ABO 和 Rh 血型、乙型肝炎、丙型肝炎、艾滋病、梅毒、凝血功能等。对于 Rh 阴性孕妇,需要告知同种免疫反应导致溶血的风险,并建议对未致敏的 Rh 阴性孕妇预防性使用抗-D 免疫球蛋白。术前应完善超声检查,了解胎儿情况及胎盘附着情况,评估胎龄、羊水量、胎位、胎盘位置、有无结构畸形。

### (四)羊膜腔穿刺术操作步骤

孕中期羊膜腔穿刺术的适宜时间为孕 18～23$^{+6}$ 周,此时子宫已超出盆腔,羊水中活细胞比例高,抽取 20～30ml 羊水也较为安全。超声检查了解胎儿情况、胎盘位置、羊水深度以便选择穿刺部位,穿刺点应避开胎儿和脐带,尽量避开胎盘。穿刺全程在超声连续监测下进行,可以减少穿刺次数,降低进入血管或无法获取羊水的概率。

如 2 次穿刺未抽出羊水,应终止手术,1～2 周后再次手术。术毕,超声观察胎心及胎盘情况。孕妇休息后无不适可离院。羊膜腔穿刺术一次穿刺成功率应在 99% 以上,术后 1 周内的胎儿丢失率应小于 0.5%。

### (五)羊膜腔穿刺术的常见并发症

(1)流产:羊膜腔穿刺术是一种相对安全的产前诊断技术,与之相关的流产率仅为0.2%～0.5%。

(2)羊水渗漏:极个别病例可出现羊水自穿刺孔渗漏现象。如渗漏较严重可导致胎儿压迫性畸形和肺发育不全。

(3)宫内感染:羊膜腔穿刺术存在术后感染的可能。术前应充分准备及消毒。术中严格执行无菌操作以避免感染的发生。术后应密切监测感染指标,必要时应用抗生素治疗。

(4)损伤脐带、胎盘或胎儿:穿刺针偶可刺伤脐带或胎盘,导致脐带或胎盘血肿,亦可刺伤胎儿,引起血肿。刺伤胎盘可导致胎儿血进入母体。对 Rh 阴性孕妇,应预防性注射抗-D 免疫球蛋白,预防致敏反应或羊水栓塞。

(5)母体损伤,刺伤血管:导致腹壁血肿或子宫浆膜下血肿。

### (六)双胎妊娠的羊膜腔穿刺术

约 1/3 的双胎妊娠(单绒毛膜双羊膜囊双胎)拥有相同的染色体核型,但是仅通过超声来鉴别绒毛膜性较为困难。因此,在双胎妊娠的羊膜腔穿刺术中,应分别从 2 个羊膜腔中抽取羊水标本来检查 2 个胎儿的染色体核型。通常双胎中发生染色体异常的概率约为年龄相关染色体异常的 2 倍,并且与羊膜腔穿刺术有关的流产率可能会提高。一般在连续超声监测下行 2 个胎儿的羊膜腔穿刺术,根据超声下胎儿结构异常情况、胎儿性别、胎盘位置、胎盘脐带插入点与宫颈内口关系等差异标记胎儿。有文献报道使用染料后胎儿出现畸形及胎死宫内的情况,因此,仅建议在极少部分难以鉴别的时候进行染料注入以明确穿刺的羊膜腔。

## 二、绒毛取材术

由于绒毛组织位于胚囊之外且和胚胎具有同样的遗传性,因此孕早期绒毛取材术(chorionic villi sampling,CVS)广泛应用于胎儿遗传性疾病的产前诊断。

超声引导下绒毛取材的方法有 2 种:经腹绒毛取材术(transabdominal CVS,TA-CVS)和经宫颈绒毛取材术(transcervical CVS,TC-CVS)。经宫颈绒毛取材术具有胎儿或母体发生感染以及操作不便等缺点,20世纪80年代末,超声引导下经腹绒毛取材术问世。该方法有效地避免了标本污染及可能发生的感染,且经腹穿刺易于到达胎盘绒毛部位,不易发生经宫颈导致的胎膜损伤,甚至流产。目前该方法已逐渐取代了经宫颈绒毛取材术。

### (一)绒毛取材术适应证

(1)年龄≥35岁的高龄孕妇。

(2)孕妇反复流产或曾生育过缺陷胎儿。

(3)夫妇一方患先天性疾病、遗传性疾病,或有遗传性疾病家族史。

(4)超声提示胎儿发育异常或畸形可能。

### (二)绒毛取材术禁忌证

(1)有习惯性流产史。

(2)先兆流产。

(3)术前2次测量体温(腋温)高于37.4℃。

(4)有出血倾向(血小板≤70×10⁹/L,凝血功能检查有异常)。

(5)有盆腔或宫腔感染征象。

(6)无医疗指征的胎儿性别鉴定。

### (三)绒毛取材术术前准备

(1)术前告知及签署知情同意书。认真核对适应证及有无禁忌证。向孕妇说明手术可能发生的并发症、检查意义和局限性,签署知情同意书。

(2)完善相关术前检查。术前应完善的实验室检查包括:血常规、ABO和Rh血型、乙型肝炎、丙型肝炎、艾滋病、梅毒、凝血功能等。对于Rh阴性孕妇,需要告知同种免疫反应导致溶血的风险,并建议对未致敏的Rh阴性孕妇预防性使用抗-D免疫球蛋白。如果孕妇有生殖器单纯疱疹史或近期感染过B族链球菌,需要向孕妇交代胎儿胎盘有被感染的可能。如果感染处于活跃期,一般不主张经宫颈以免引起整个宫腔的感染,多采用经腹绒毛取材术。术前应完善超声检查,了解胎儿情况及胎盘附着情况,评估胎龄、羊水量、胎位、胎盘位置、有无结构畸形。

### (四)绒毛取材术操作方法

取样时间为孕11~13⁺⁶周。孕13周至孕中晚期的绒毛取材术又称胎盘活检或晚期CVS。不同诊断目的所需的组织量不同,染色体分析约需绒毛10mg,DNA分析需5mg绒毛,生化测定也仅需3~5mg绒毛。故1次绒毛活检取20mg左右的绒毛就可满足产前诊断的需要,一般不超过25mg。

采用双针套管技术经腹绒毛取材。穿刺部位局部麻醉后,在超声引导下,先将引导套针经腹壁及子宫穿刺入胎盘绒毛边缘部分,拔出针芯,然后将活检针经引导套针送入胎盘绒毛组织,连接含 2～4ml 生理盐水的 20ml 注射器,以 5ml 的负压上下移动活检针,吸取绒毛组织。拔针后立即观察胎盘部位有无出血及胎心情况。如一次活检的绒毛量不够,可再次将活检针送入引导套针并进行抽吸,直到获取需要量的绒毛标本。如引导套针 2 次穿刺均未穿入胎盘绒毛组织,视为穿刺失败,应终止手术,1～2 周后重新手术。

术后超声观察胎心及胎盘部位有无出血情况。绒毛取材术一次穿刺成功率应在 98% 以上,术后 1 周内的胎儿丢失率应小于 1.5%。

### (五)绒毛取材术的常见并发症

(1)流产:经腹绒毛取材术后流产发生率为 1%～2%,与孕中期羊膜腔穿刺术相比流产率略高。

(2)阴道出血。

(3)感染:经腹绒毛取材术可经穿刺针引入肠道菌群,而术后绒毛膜羊膜炎的发生率很低。

(4)胎膜破裂:胎膜破裂是由于绒毛膜机械性损伤或者化学性损伤,进一步损坏羊膜和感染而造成的不良并发症。

(5)胎儿肢体发育障碍:过早进行绒毛取材术有导致胎儿肢端发育障碍,特别是肢体短缩畸形的风险,这可能与绒毛血管横断致肢体远端供血障碍有关。因此,目前多主张在孕 10 周之后进行 CVS,以尽量避免胎儿肢端发育障碍。在孕 10 周之前进行 CVS 时,应充分告知孕妇以上风险。

## 三、经皮脐血管穿刺术

胎儿血液是产前诊断最直接的标本。早在 1972 年,Valenti 等首先尝试在孕中期通过改良的儿科膀胱镜插入羊膜腔,成功获得胎儿脐血标本。1979 年 Rodeck 和 Campell 成功应用胎儿镜进行宫内脐血管穿刺取血。但由于当时抽取脐血的并发症发生率较高,其应用受到限制。随着超声技术的发展,宫内脐血管成像逐渐清晰,1983 年 Daffos 首次报道了超声引导下经皮脐血管穿刺取血技术,因该技术能直接获取胎儿血液标本且对孕周局限较少,被广泛应用于胎儿遗传性疾病的产前诊断和胎儿宫内状况的评估。

### (一)经皮脐血管穿刺术适应证

(1)快速核型分析。

(2)胎儿宫内感染的诊断。

(3)胎儿血液系统疾病的产前诊断与风险估计。可通过脐血对胎儿血液系统疾病如溶血性贫血、自体免疫性血小板减少性紫癜、血友病、α 地中海贫血、β 地中海贫血等进行产前诊断。

(4)胎儿宫内生长迟缓的监测与胎儿宫内状况的评估。

(5)胎儿宫内治疗:可利用经皮脐血管穿刺术对胎儿溶血性贫血进行宫内输血治疗。

(6)其他需要抽取脐血标本进行检查的情况。

## (二)经皮脐血管穿刺术禁忌证

(1)先兆晚期流产。

(2)术前 2 次测量体温(腋温)高于 37.4℃。

(3)有出血倾向(血小板≤70×10⁹/L,凝血功能检查有异常)。

(4)有盆腔或宫腔感染征象。

(5)无医疗指征的胎儿性别鉴定。

## (三)经皮脐血管穿刺术前准备

(1)术前告知及签署知情同意书。认真核对适应证及有无禁忌证。向孕妇说明手术可能发生的并发症、检查意义和局限性,签署知情同意书。

(2)完善相关术前检查。术前应完善的实验室检查包括:血常规、ABO 和 Rh 血型、乙型肝炎、丙型肝炎、艾滋病、梅毒、凝血功能等。对于 Rh 阴性孕妇,需要告知同种免疫反应导致溶血的风险,并建议对未致敏的 Rh 阴性孕妇预防性使用抗-D 免疫球蛋白。术前应完善超声检查,了解胎儿情况及胎盘附着情况,评估胎龄、羊水量、胎位、胎盘位置、有无结构畸形。

## (四)经皮脐血管穿刺术的操作方法

经皮脐血管穿刺术在孕 18 周至足月均可进行。若小于孕 18 周,脐带直径多小于 0.5cm,穿刺较为困难。孕晚期的脐带较粗,穿刺相对容易,但对位于后壁的胎盘,胎儿躯体将妨碍穿刺针的进入,不易穿刺成功。最常选用的穿刺点为脐带入胎盘根部,也可行脐带游离段穿刺(具体穿刺部位依具体情况而定)。脐带入胎盘根部处较为固定,操作相对容易,但容易抽到母胎混合血甚至母血,造成误诊,此穿刺点往往出血较多。脐带游离段漂浮于羊水中,受胎动和母亲呼吸影响较大,穿刺难度较大,但该段取得的多为较纯净的胎血,且该段脐带胶质较多,出血时间较短。脐静脉比脐动脉更适合穿刺,术后并发症发生率较低。根据需要抽取 1～3ml,取血量不宜超过 5ml。

术中密切注意胎动和胎心率变化。回纳针芯后拔出穿刺针,压迫穿刺点片刻,继续超声观察脐带穿刺点有无渗血,并记录胎心变化情况,观察胎盘及脐带情况。

操作时间不宜超过 20min,如穿刺针 2 次经皮穿刺均未穿入脐带则应终止手术,1～2 周后重新手术。

经皮脐血管穿刺术一次穿刺成功率应在 90% 以上,术后 1 周内的胎儿丢失率应小于 2%。

## (五)经皮脐血管穿刺术的常见并发症

大多数并发症均为短暂性及非致命性,与之相关的胎儿流产率为 1%～2%。

# 第四节　胎儿结构畸形的遗传咨询

## 一、通过胎儿结构异常初步判断遗传病类型

根据超声提示的胎儿结构异常可以初步判断是染色体病还是单基因病。染色体病通常导致综合征,表现为多发畸形。单基因病由单一基因突变所致,通常只累及单个器官或者系统,但也有很多关键基因突变导致综合征。

### (一)常见染色体病的超声表现

如唐氏综合征(21-三体综合征)早期超声提示颈后透明层(nuchal translucency,NT)增厚;孕中期提示胎儿心脏异常如房室管畸形、室间隔缺损、法洛四联症,十二指肠闭锁,囊性水囊瘤,胎儿水肿等。18-三体综合征超声表现为房室管畸形、室间隔缺损、法洛四联症、脊膜脊髓膨出、胼胝体发育不全、脐膨出、横膈疝、食管闭锁、马蹄内翻足或摇椅足、肾脏畸形、颌面部缺陷等。13-三体综合征超声表现为全前脑、口面裂、独眼畸形、长鼻畸形、脐膨出、心脏畸形、室间隔缺损、多指、多趾、马蹄内翻足或摇椅足、肾脏强回声、囊性水囊瘤、胎儿水肿。

### (二)胎儿常见染色体微缺失、微重复综合征的超声表现

Di George 综合征是最常见的微缺失综合征,在活产婴儿中发生率为 1/5000~1/4000。主要病因为 22q11.2 缺失 1.5~3.0Mb,产前超声主要表现为先天性心脏病、腭裂等。威廉姆斯综合征(Williams-Beuren syndrome,WBS)是第 7 号染色体长臂近端(7q11.23)区域缺失 1.5~1.8Mb 导致的发育异常,发病率约为 1/10000。70% 伴有心血管畸形(如主动脉流出道狭窄)、宫内生长发育受限。17p13.3 微缺失综合征的产前超声表现为大动脉转位并室间隔缺损、肺动脉狭窄、法洛四联症、胼胝体缺失并小脑发育不良、无脑回畸形、小头畸形、脐膨出、特殊面容(眼距过宽、额部隆起、睑裂、下颌后移等)。9q34.3 微重复综合征的产前超声表现包括异常面容、先天性心脏病(如圆锥动脉干缺损)、指(趾)发育异常、脊柱侧凸等。4q35 微缺失综合征的产前超声表现主要为室间隔缺损(肌部)、双侧多囊性肾发育不良、脑膜膨出、淋巴管瘤等。16p11.2 微缺失综合征的产前超声表现有 NT 增厚、肾发育不良。16p11.2 微重复综合征的产前超声表现有大脑发育不良(幕上)、唇裂(Ⅲ度)等。15q11.2-q13.1 片段缺失可导致胎儿生长受限。11p15 父源单亲二倍体导致的 Beckwith-Wiedemann 综合征产前超声可见宫内生长过度及腹壁缺陷(脐膨出)等。

### (三)常见单基因病的超声表现

*FGFR 3* 基因突变导致的软骨发育不良在产前超声中可见胎儿四肢短小。*COL 1A 1* 基因突变导致的成骨发育不全在产前超声中可见四肢短小弯曲等。*PKD 1* 基因突变导致

的多囊肾病在产前超声中可见胎儿双侧肾脏多囊性改变。

## 二、胎儿结构畸形的遗传学诊断策略

超声提示胎儿结构畸形,首先应询问家族史及孕产史,有无家族遗传病史或不良孕产史。在不能明确判断疾病类型的情况下,首先要进行胎儿染色体核型分析及染色体拷贝数变异(CNV)的检测。对于有家族史并已经明确病因的遗传性疾病可进一步通过羊水基因检测进行疾病诊断。胎儿多发畸形或单一重要畸形提示可能存在遗传病,如染色体核型分析及 CNV 检测均未检出异常变异,建议行全外显子组测序,检测胎儿是否存在基因变异。

产前超声发现的胎儿结构异常可以为初步诊断提供证据,但由于胎儿处于发育中,很多异常可能尚未表现出来,因此不能完全依靠超声结果做出最终诊断。建议复查超声,明确异常结构的进展,确认是否有其他新出现的异常,如果发现新的结构异常,可以对全外显子测序数据进行再分析,以进一步明确诊断。

## 三、胎儿结构畸形的遗传咨询

明确胎儿结构畸形的遗传病因,可以根据遗传方式推算生育的再发风险。单基因遗传疾病的再发率可用孟德尔定律计算出来。如果胎儿确诊为常染色体隐性遗传病,而夫妻双方表型正常,这对夫妇可能都是致病基因的携带者,根据孟德尔的分离律和自由组合律,再生孩子仍有 1/4 可能还是患者。再次生育时可以进行植入前遗传学诊断或孕后产前诊断以避免再次生育遗传病患儿。

对于常染色体显性遗传病,如夫妻双方表型正常,胎儿的基因变异一般是新发的,再次生育的风险较低,但是不排除生殖腺嵌合的可能,怀孕后仍建议进行产前基因诊断。

其他的遗传疾病则无法根据孟德尔定律估计再发率,只能根据实际上统计的患者亲属中再发率估计。染色体病患者的弟弟妹妹再发风险与其父母的染色体核型是否正常有关。如果父母的核型均正常,生育了染色体数目或结构异常的患儿,以后再生子女的再发风险并不高或稍高于一般群体的发病率。如统计资料显示一对夫妻生下一唐氏儿后,再生染色体异常子女的风险增加 0.75%。如果父母之一为平衡易位携带者,则其子女再发风险明显增加。如母亲为 14 号染色体与 21 号染色体的平衡易位携带者,其子女约 10% 发病;而如父亲为携带者,其子女发病率约为 2.5%。

基因组病通常为散发性,多数由于新发生的基因组 DNA 异常重组引起 CNV 或基因组结构异常,遗传咨询比较复杂。而以孟德尔遗传方式稳定遗传的基因组病,多数为显性遗传模式,如果先证者父母均不携带患儿新发的致病性 CNV,则再生育类似疾病患儿的概率小于 1%。不排除生殖腺嵌合的现象,再次怀孕时建议行产前诊断,对胎儿进行遗传学检查。如果先证者父母之一携带患儿致病性 CNV,则再发风险为 50%。对于部分不完全符合典型孟德尔定律的基因组病,如疾病表型变异增大或存在不完全外显等,即使携带有与先证者相同的致病性 CNV,也不能对再生育个体的表型进行明确的预测。

多基因遗传病有一定的遗传基础,且往往有家族性的倾向。这种遗传形式不取决于一对基因,而是几对基因或环境因素共同作用的结果,因而在某些遗传特征中往往出现累积作用,同一家族与一般的群体相比有较高的再发风险。在估计多基因病的发病风险时,家系中已有的患者人数、患者病情的严重程度、性别差异都是必须注意的。多基因遗传病受环境因素和遗传因素共同影响,如果遗传度小,则表示遗传因素作用小,主要是环境因素在起作用。当遗传度为零时,则遗传因素不起作用。如果遗传度大,则表示主要是遗传因素在起作用。当遗传度大于 60% 时,一般认为该病的遗传作用大,否则认为小。大多数多基因遗传病的群体发病率为 0.1%~1%,遗传为 70%~80%,这时,患者一级亲属的发病率近于群体发病率的平方根。在一个家庭中患同一种多基因遗传病的人数越多,说明其家系成员具有的易患基因越多,再发风险就越高。患者病情越严重,说明患者体内的致病基因越多,再发风险越高。

(宋婕萍)

# 第三章　心血管结构畸形

## 第一节　心血管系统正常结构与功能

### 一、心脏的胚胎发育

#### (一)胚胎的早期发育和三胚层的形成

受精卵进行细胞分裂第 7 天,形成胚泡。胚泡包括胚泡腔、内细胞群和滋养层(图 3-1)。从胚胎第 8 天起,内细胞群逐步分化为两层细胞,靠近胚泡腔的称内胚层,是胚体的腹侧;另一侧称外胚层,是胚体的背侧。从胚胎第 18 天起,在内胚层、外胚层之间,出现一层排列不规则的新细胞层,即中胚层。之后,随着胚体由背侧向腹侧翻卷,内胚层被包绕成卷筒状的原肠(前肠、中肠、后肠),主要发育成消化系统、呼吸系统、泌尿系统、生殖系统等的上皮组织。外胚层则主要发育成神经管。神经管是脑和脊髓的原基。心脏由中胚层发育而来。

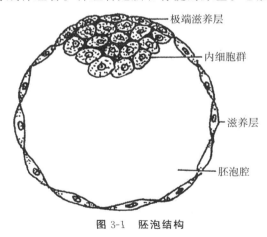

图 3-1　胚泡结构

#### (二)心脏的发生与演变

##### 1.心脏发生的基础

胚胎第 18～19 天,在中胚层内的心源细胞开始增生,形成一个囊状间隙(称围心腔)和一对细胞索(称生心索)。在胚体由背侧向腹侧翻卷时,围心腔和生心索转移至前肠的腹侧面。生心索内部逐渐出现腔隙,形成左右对称的一对心管。胚胎第 22 天左右,这对心管向中线靠拢,融合成一条心管,是心脏发生的原基。与此同时,位于心管腹侧的围心腔不断扩大,并最终包裹心管形成心包(图 3-2)。

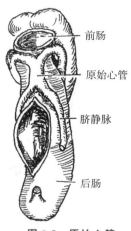

前肠
原始心管
脐静脉
后肠

图 3-2　原始心管

### 2.心管的发育和演变

（1）心管的发育：心管在心包内不断发育,由直筒状变为节段膨大,自头端至尾端依次为心球、心室、房室管。之后,心球变为前后两段,前段称动脉干,后段称圆锥部,二者合称为圆锥动脉干部。与此同时,在房室管后方,左右心管又融合成心房和静脉窦（图 3-3）。

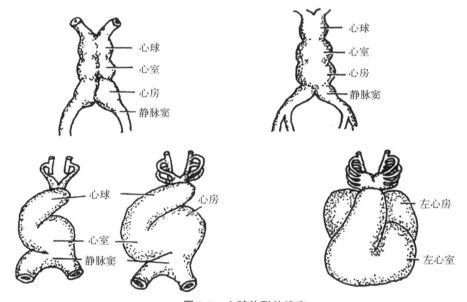

心球
心室
心房
静脉窦

心球
心室
心房
静脉窦

心球
心房
心室
静脉窦

左心房
左心室

图 3-3　心脏外形的演变

（2）心管的演变：从胚胎第 4 周开始,心管即发生 S 形弯曲和转位,如在此时发生异常,则必将导致解剖关系的失常。

①三弯。右弯:心球心室段向右弯曲。后弯:房室管向后弯曲。上弯:心房静脉窦向上弯曲（图 3-3）。②一拧:心室心球段向右弯曲时,在心室和圆锥的连接处,动脉圆锥沿心管纵轴旋转 90°～110°,从头端观察此旋转为顺时针方向。未旋转之前,主动脉瓣下圆锥及肺动脉瓣下圆锥均连接于右心室,呈左、右平行排列。正常情况下,主动脉瓣下圆锥向左、后旋转 90°～110°,肺动脉瓣下圆锥则相应地向右、前旋转。同时,随着主动脉瓣下圆锥的吸收以及

肺动脉瓣下圆锥的充分发育,将肺动脉瓣口推向右前与右心室相连,将主动脉瓣口向左、后下方推移,使它与左心室相通(图3-4)。如果未旋转,主动脉瓣下圆锥也不吸收,则形成右室双出口;如果主动脉瓣下圆锥向左、后旋转不够充分,骑跨于室间隔上,肺动脉瓣下圆锥发育不够,则形成四联症畸形;若旋转方向相反,即主动脉瓣下圆锥向前上方旋转,而肺动脉瓣下圆锥向后下方旋转,且肺动脉瓣下圆锥吸收,而主动脉瓣下圆锥发育,结果形成大动脉转位或大动脉异位。心室心球段向右弯曲,称为心室右襻;向左弯曲,则称为心室左襻。心室右襻时解剖右心室位于右侧;心室左襻时解剖右心室位于左侧。③二会合:原始心室左右共用一个入口即房室孔,共用一个出口即心球孔。在心室两端会合时,心球孔左移,房室孔右移,分别发育成左右心室的流出道和流入道。

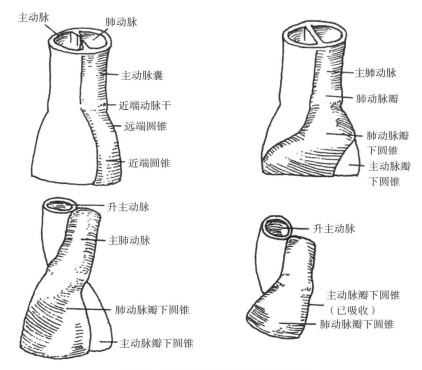

图 3-4 圆锥动脉的分隔、旋转和吸收

### 3.心腔发育的分隔

(1)房室管的分隔:房室管是原始心房和心室的共同通道,房室孔是其共同入口,在胚胎第4周末,心内膜组织在房室交界处增生,形成2个心内膜垫。至胚胎第6周,心内膜垫融合将房室孔分为左右房室口,左右房室口周围的心内膜组织继续分化,演变成左右房室瓣(图3-5)。

(2)心房的分隔:胚胎第4周时,心房后壁正中线上,自上而下形成一薄而柔软的隔膜,称第一房间隔。与心内膜垫之间留有一孔,称第一房间孔。当第一房间隔与心内膜垫愈合时,第一房间孔封闭。与此同时,在第一房间隔上部因组织吸收又出现一孔,称第二房间孔,使左右心房复又交通。胚胎第5周末,在第一房间隔右侧发生一较厚的第二房间隔,第二房间隔并不愈合,在第二房间孔稍下方留一孔,称卵圆孔,该孔左侧被第一房间隔覆盖,构成膜性活瓣,使右心房血液经卵圆孔不断流入左心房,而左心房血液因压力低和膜性活瓣作用不能流向右心房(图 3-5)。

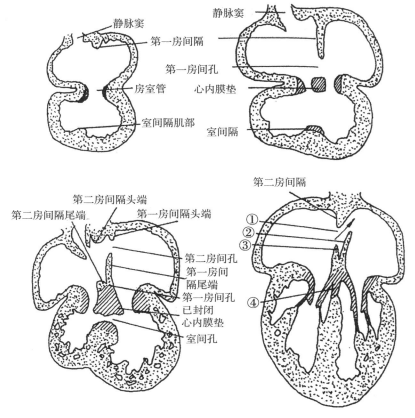

**图 3-5　心腔分隔示意图**

注:①卵圆孔;②第一房间隔;③第二房间隔;④室间隔膜部。

(3)心室的分隔:在心房分隔同时,心室底部发生一肌性隔板,称肌性室间隔,它与心内膜垫之间留有一孔,称室间孔。此孔使左右心室相互交通,至胚胎第 8 周,膜性室间隔形成并封闭室间孔。至此,左右心室完全分隔。

### 4.大血管的发育和分隔

大动脉的发育和分隔:胚胎第 4 周末,圆锥动脉干部开始分化,其下部并入心室,上部分化为主动脉和肺动脉的根部。同时,在其管腔内壁纵行发生 2 条隆起,不断升高,最终融合为一条纵行的圆锥动脉干间隔。此间隔将圆锥动脉干上部内腔分隔为 2 条相互盘绕的管道。居前者为肺动脉干,自右下向左上延伸;居后者为主动脉升部,自左下向右上延伸。在 2 条大动脉分隔形成时,内膜局部增生,分别形成主动脉瓣和肺动脉瓣。

胚胎第 4 周,随着心外形的演变,原位于尾端的静脉窦转移至心的后上部,并被分为左右两角。右角迅速扩大并入右心房,原有的右心房向前突出形成右心耳。胚胎第 6~8 周,上下腔静脉通入右心房,静脉左角逐渐缩小,其近心部分化成冠状静脉窦。

胚胎第 4~5 周,中胚层内形成了血管网,经过合并形成一条肺静脉总干和左右 2 条肺静脉。左右肺静脉又各有 2 个分支。随着心的发育肺静脉总干和左右肺静脉并入左心房，原来的左心房向前突出形成左心耳。这样,左右肺静脉的各 2 条属支直接并入左心房,形成 4 条肺静脉。

## 二、胎儿血液循环和出生后的变化

### 1.胎儿的心脏特点

左右心房间有卵圆孔;肺动脉干与主动脉弓之间连有动脉导管;从髂总动脉发出一对脐动脉经脐带入胎盘;脐静脉入肝后分支入肝血窦,并有静脉导管连于下腔静脉。

### 2.胎儿血液循环途径

经过胎盘屏障的血液经脐静脉回流入胎儿,大部分经静脉导管汇入下腔静脉,少部分入肝后经肝静脉再注入下腔静脉。下腔静脉的血液流入右心房后,大部分经卵圆孔流入左心房,小部分会同上腔静脉的血液进入右心室,经肺动脉干、动脉导管注入主动脉弓。主动脉内血液经全身各级动脉流向全身,部分血液则经脐动脉流入胎盘(图 3-6)。

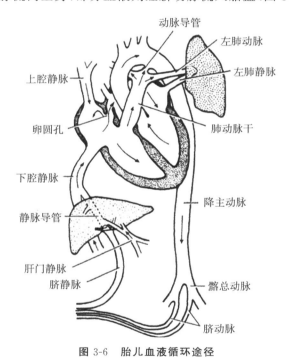

图 3-6　胎儿血液循环途径

### 3.胎儿出生后心血管的变化

(1)卵圆孔:肺循环打开后,大量血液经肺静脉注入左心房,左右心房压力相等。约 1 年后,卵圆孔逐渐闭合。

(2)动脉导管:肺循环打开,使肺动脉压力骤减,血液经肺动脉入肺,动脉导管逐渐闭锁为动脉韧带。

(3)脐动脉:近段形成髂内动脉,远段萎缩。

(4)脐静脉:闭锁为肝圆韧带。

(5)静脉导管:闭锁为静脉韧带。

## 三、心与大血管常见畸形

### 1.房间隔缺损

最常见有 2 种类型:第一种多发生在卵圆孔区,是由于第二房间孔形成时,第一房间隔被吸收过多,或第二房间隔发育不全,形成一较大的卵圆孔,以致胎儿出生后第一房间隔、第二房间隔合并时,遗留一大小不等的孔。第二种发生在房间隔下部,主要是由于心内膜垫部分缺损,不能与第一房间隔会合,以致第一房间孔保留,左右心房相通。

### 2.室间隔缺损

多发生于膜部。室间隔膜部发育异常,引起缺损,可单独存在,也可与心脏的其他畸形同时发生。

### 3.主动脉狭窄或肺动脉狭窄

系动脉圆锥干间隔(或称心球嵴)分隔不均匀造成。如分隔偏右,则造成肺动脉狭窄;反之,则造成主动脉狭窄。

### 4.动脉导管未闭

出生后,动脉导管仍未闭合,致使肺动脉与主动脉仍保持交通。

### 5.法洛四联症

右室双出口,大动脉转位(图 3-7)。

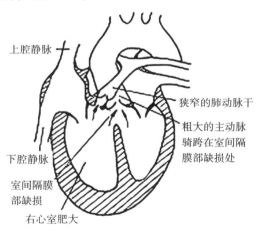

图 3-7　法洛四联症

## 四、心脏正常解剖

### (一)心脏的位置和外形

#### 1.心脏的位置

心脏位于胸腔内,属中纵隔,外面塞以心包,其 2/3 位于中线左侧,1/3 位于中线右侧。前面大部分被肺和胸膜遮盖,只有下部一小三角区域通过心包与胸骨体下半和左第 4~5 肋软骨相邻,临床称心包裸区。心内注射多在胸骨左缘第 4 肋间进针。

### 2.心脏的外形

心脏呈前后略扁的圆锥状,一般相当于自己的拳头大小,心脏的形态可归纳为一尖、一底、两面、三缘、四沟(图 3-8、图 3-9)。

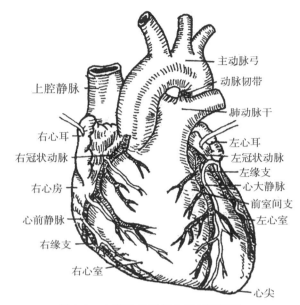

图 3-8 心脏的外形和血管(前面观)

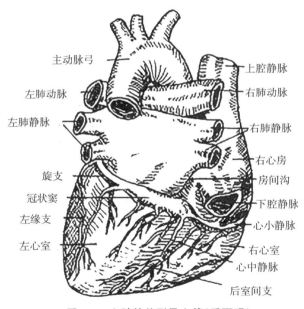

图 3-9 心脏的外形及血管(后面观)

一尖:心尖,呈游离状态,朝向左前下方,主要由左心室构成。在左侧第 5 肋间锁骨中线内侧 1~2cm 处可触及其搏动。

一底:心底,朝向右后上方,主要由心房组成。有大血管出入,并借此将心脏连接固定。

两面：心脏的前面与胸骨体和肋软骨相邻，故称胸肋面。心脏的下面位于膈上，又称膈面。

三缘：心脏的右缘垂直向下，由右心房的外侧缘构成。心脏的左缘圆钝斜向左前下，下部由左心室构成，上部由左心耳构成。下缘接近水平，由右心室和心尖构成。

四沟：近心底处的一条环形沟称冠状沟，是心房与心室的心表分界；在心脏胸肋面上有一纵行沟称前室间沟，膈面上也有一纵行沟称后室间沟，前后室间沟是左右室的心表分界；在心底，上下腔静脉与右肺静脉之间有一浅沟即房沟，为左右心房的心表分界。各沟均被心脏的血管和脂肪组织填充，活体观察各沟并不十分明显。后室间沟和冠状沟交会处称房室交叉点，它是左右心房和左右心室在膈面的临界区域，为临床常用的一个标志。

### (二)心脏各腔结构

#### 1.右心房

位于心脏的右上部，腔大壁薄，前壁突出部分称右心耳。右心房有一个出口，即右房室口；有三个入口，即上下腔静脉口与冠状静脉窦口。右心房内壁有一纵行隆起称界嵴，由此向前发出平行的梳状肌，右心耳梳状肌发达，凹凸不平，交织成网。在上下腔静脉口之间的房间隔下部有一卵圆窝，是胎儿期卵圆孔闭锁后的遗迹(图3-10)。

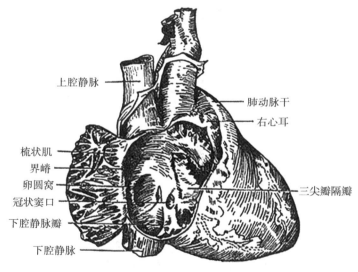

图3-10　右心房

#### 2.右心室

位于心脏的右前上部，有出、入两口。入口为右房室口，在口周缘有结缔组织构成的纤维环，称三尖瓣环。其上附有三片瓣膜，称右房室瓣(即三尖瓣)，按其位置分前瓣、后瓣和隔瓣。右心室腔内面凹凸不平，有多处突向腔内的圆锥状肉柱，称乳头肌，其尖端连有几条细丝状的腱性结构，称腱索，腱索另一端连于瓣膜的游离缘。当心室收缩时，三尖瓣关闭，由于腱索的牵拉，不致使瓣膜翻向右心房，从而防止血液逆流。右心室的出口为肺动脉口，口周围的纤维环上有三个半月形的袋状瓣膜，称为肺动脉瓣，袋口朝向肺动脉腔。当心室舒张时,瓣膜关闭,防止肺动脉内的血液逆流回右心室。在右房室口与肺动脉口间的右心室壁上,有一较宽的弓形肌肉隆起,称为室上嵴,将右心室腔分为两部,后下方的室腔称为流入道,前上方的室腔称为流出道。流出道壁光滑无肉柱,向左上逐渐变细,似漏斗形,称为动脉圆锥(图3-11)。

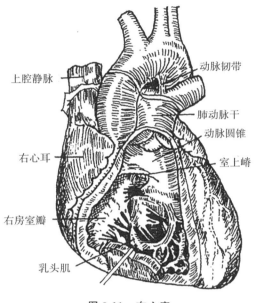

图 3-11　右心室

### 3.左心房

构成心底的大部分,向左前方突出部分称为左心耳,其内有发达的梳状肌。左心房有四个入口、一个出口。在左心房后壁的两侧,各有两条肺静脉入口,下部有一出口即左房室口。在与卵圆孔相对的左心房侧房间隔上,可见一半月形皱襞,为胚胎时卵圆孔闭合的遗迹(图3-12)。

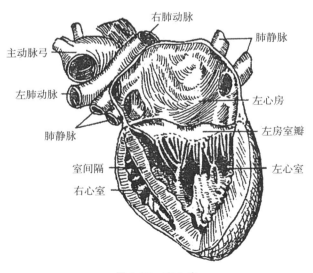

图 3-12　左心房

#### 4.左心室

位于右心室左后下方,肌壁较厚,约为右心室的 3 倍,左心室有一入一出两个口。入口即左房室口,其周缘有二尖瓣环,并附有前后两片瓣膜,组成左房室瓣,即二尖瓣,瓣膜游离缘与乳头肌之间连有腱索,其作用与三尖瓣类似。左心室乳头肌较右心室乳头肌强大,分前后两组,分别起于左心室前壁和后壁。左心室出口为主动脉口,位于左房室口的前内侧。口周围的纤维环上也附有 3 个半月状瓣膜,称为主动脉瓣,其作用与肺动脉瓣类似。与每个瓣膜相对的主动脉壁向外膨出,称为主动脉窦,依其位置可分为左、右、后三个窦,左右窦的动脉壁上分别有左右冠状动脉的开口。左心室腔以二尖瓣前瓣为界,也可分为两部分,位于左后方的为流入道,右前方的为流出道。流出道壁光滑无肉柱,位于主动脉以下,称为主动脉前庭(图 3-13)。

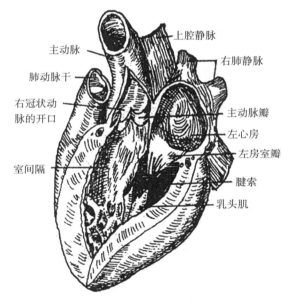

图 3-13　左心室

心腔临床解剖要点:

(1)右心房腔大壁薄,梳状肌之间更薄,插心导管时应注意,勿损伤右心房壁。

(2)卵圆窝为胎儿时期卵圆孔闭合的遗迹,是房间隔缺损的好发部位。下腔静脉瓣为胚胎时期残留的薄的半月状瓣膜,其内侧缘延续至卵圆窝前缘。做房间隔缺损修补术时,勿将其误认为缺损边缘而将其缝合。

(3)左右心耳内壁梳状肌发达,使房壁不光滑,当心功能不全时,血流缓慢,易在此形成血栓。

(4)右心室室上嵴上分别有壁束和隔束两组肌束延续,前者沿右心室前壁三尖瓣环的外侧,向外延伸至心脏右缘,与主动脉瓣相对应,并对主动脉窦起支持作用,在行法洛四联症手术时,对此部肌束不可修剪过多,以防伤及主动脉窦。

## (三)心脏的结构

### 1.心壁的构造

心壁由内向外分为三层:心内膜、心肌层、心外膜(图3-14)。

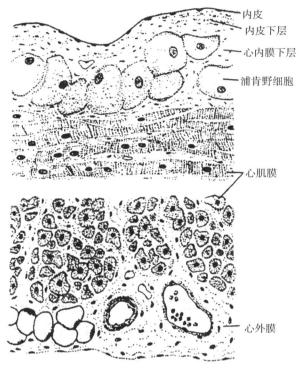

图 3-14　心壁的微细结构

(1)心内膜:位于心壁的内面,是由内皮细胞及结缔组织构成的一层光滑的薄膜,它与血管的内膜相延续。该膜在心腔内折叠,形成房室瓣和动脉瓣。所以,心内膜炎时常累及以上瓣膜。心内膜的结缔组织还与房室口、动脉口纤维环及腱索相延续。心内膜的深面有血管、淋巴管、神经和传导束等。

(2)心肌层:由心肌组织构成,是心搏的动力来源。在心壁三层中此层最厚。各房室心肌的厚薄不均,心室肌层厚于心房肌层,左心室肌层厚于右心室肌层。心房肌和心室肌在功能上是分开的,两者虽都连于纤维环,但不能相互传递兴奋。心室肌是由深浅两组肌层构成的。

(3)心外膜:被覆于心脏的表面,是由间皮及结缔组织构成的浆膜,血管、淋巴管、神经行于其深面,心外膜同时也是浆膜性心包的脏层。

### 2.心脏的支架结构

以主动脉瓣环为中心的 4 个瓣环的纤维三角和连接主动脉瓣环与肺动脉的圆锥韧带组成心脏的支架结构。心肌及瓣膜均附着在支架结构上(图3-15)。

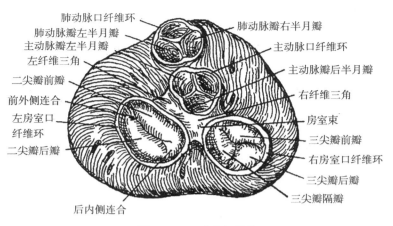

图 3-15　心脏支架结构

(1)右纤维三角:是主动脉后瓣环、二尖瓣环和三尖瓣环之间的纤维连接区,主要由胶原纤维和纤维软骨组织构成,内有房室束通过。在瓣膜替换术中缝合过深易伤及传导束。

(2)左纤维三角:位于主动脉环和左房室环之间的纤维结构区,体积小且薄弱。在二尖瓣替换术中,应注意避免因缝合过深累及左冠状动脉。

(3)圆锥韧带三角:是位于主动脉瓣环和肺动脉瓣环之间的纤维韧带。

### 3.房间隔和室间隔

(1)房间隔:位于左右心房之间,较薄。两侧心房面为心内膜,中间夹结缔组织,并有少许肌束。卵圆窝处最薄,主要由结缔组织构成。

(2)室间隔:位于左右心室之间,由心肌与心内膜构成。下部较厚,由肌性部分构成,称室间隔肌部。上部近心房处有一卵圆形区,缺乏肌层,菲薄,呈膜状,称室间隔膜部,室间隔缺损多发于此处。

### 4.心脏瓣膜

(1)三尖瓣:三尖瓣起自三尖瓣环,分为隔瓣、前瓣和后瓣。前瓣最大,是维持三尖瓣功能的主要部分。其腱索主要来自附着于右心室前壁下半部的前乳头肌;后瓣最小,其腱索主要来自后乳头肌;隔瓣贴于室间隔上,以许多小腱索起于室间隔壁,并有一小部分起于乳头肌。某些先天性畸形时隔瓣前端变形甚至缺损,但不一定会引起明显关闭不全。此外,圆锥乳头肌由室上嵴下缘发出其腱索,分布在隔瓣—前瓣交界附近,它是右心室内手术的主要外科标志。

(2)肺动脉瓣:肺动脉瓣为 3 个半月形袋状瓣膜,即前瓣、左瓣、右瓣,每个瓣膜游离缘中央有一小结,称半月瓣结。瓣环和瓣叶都比较薄弱,瓣环发育不全时可导致右心室排血受阻。

(3)二尖瓣:二尖瓣不是完全分割的瓣叶,而是一条连续的宽窄不等的膜状组织,瓣叶根部整齐,附于二尖瓣环上,瓣叶的下缘垂入左心室并出现切迹,将其分为前瓣和后瓣。前瓣似长方形,后瓣近似长条形,二者面积相当。瓣膜的边缘通过腱索连于乳头肌,前乳头肌收集前后瓣前半部的腱索,后乳头肌收集前后瓣后半部的腱索。

(4)主动脉瓣:主动脉瓣为 3 个半月形膜片,三瓣大小相同,位置等高,基底部均附着在弧形弯曲的瓣环上,每瓣与相应的主动脉壁构成向上开口的袋状凹陷,称主动脉窦,瓣叶游离缘的中点往往局部增厚。左心室舒张期,主动脉瓣口关闭,瓣膜的游离缘相互紧密连接以防止血液逆流。

### (四)心脏的传导系统

心脏的传导系统位于心壁内,由特殊分化的心肌细胞构成,主要功能是产生并传导冲动,维持心脏的正常节律性收缩。它包括窦房结、房室结、结间束、房室束及其分支等(图 3-16)。

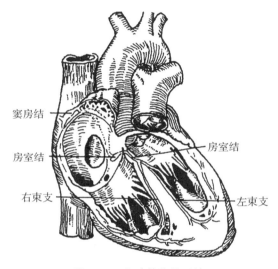

**图 3-16　心脏的传导系统**

### 1.窦房结

是心脏的正常起搏点,由此产生冲动,并通过结间束传导至心房肌和房室结。窦房结位于上腔静脉根部与右心房交界处的心外膜深面,呈卵圆形,范围为 15mm×5mm。在游离上腔静脉或在右心房壁做切口时,应注意避免损伤窦房结。

### 2.房室结

位于冠状窦口的前上方、房间隔下部、心内膜的深面,略呈圆柱状,其长轴为 5~7mm。心脏手术应以冠状窦口为标志,注意防止损伤房室结。房室结发出房室束。房室结与窦房结间有结间束相连。

### 3.结间束

是连接窦房结和房室结的传导束,共 3 束。如发生异常或损伤则会产生心律失常,出现结性心律等。

### 4.房室束(His 束)

由房室结前部发出的一组排列整齐的平行传导纤维组成。经右纤维三角在三尖瓣隔瓣膜着处,穿过瓣环中点偏前方达室间隔膜部的后下缘,偏于左心室侧走行。最宽为 3mm,长为10~20mm。在室间隔缺损修补术中,注意勿损伤房室束。

### 5.左右束支及浦肯野纤维

由房室束分出左右束支,左束支走行于室间隔左侧的心内膜下,呈扇形,分出前后两组分支,左前分支分布于室间隔左侧面、心尖部等,左后分支分布于室间隔左侧面、后乳头肌等。左束支分散,较少发生完全阻滞。右束支为一单束,在室间隔右侧心内膜下向前下方走行,达右心室前乳头肌底部。右心室高度扩张时,右束支易受损害而发生传导阻滞。

左右束支经反复分支,最后形成相互交织的网状结构,称浦肯野纤维,并与心肌纤维吻合。

### (五)心脏的冠状循环

### 1.冠状动脉

心脏的营养靠左右冠状动脉供应(图3-17)。

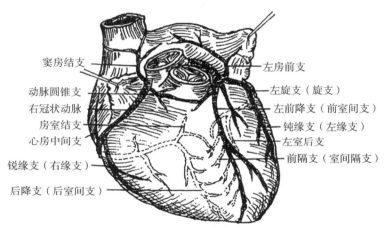

**图3-17 心脏冠状动脉**

(1)左冠状动脉:起自主动脉左冠状动脉窦,经左心耳与肺动脉干之间达左冠状沟,分为左前降支(前室间支)和左旋支(旋支),还有部分人于两支之间发出对角支。

①左前降支:沿心脏前室间沟下行,绕过心尖终于后室间沟下1/3处。左前降支向左心室胸肋面的心肌发出3~9条粗细不均的小分支,称为左室前支,分布于左心室前壁;向右心室胸肋面发出5~6条小分支,称右室前支,分布于右心室前壁一小部分(约相当于前室间沟右侧20mm范围内);向深面发出4~6条前隔支(室间隔支),并与后隔支广泛吻合,分布于室间隔的前2/3区域、心尖部、右束支和一部分左束支。②左旋支:起始后沿冠状沟向左行,绕过心左缘至膈面,多以左室后支终于左室膈面。左旋支起始后不久即发出左房前支,分布于左心房,经过心左缘处向前发出钝缘支(左缘支)。此支恒定、较粗壮,向下分布于左心室侧壁。终端左室后支分布于左心室后壁近侧缘部。此外,左冠状动脉占优势时,窦房结、房室结也由左旋支供应。

(2)右冠状动脉:起于主动脉右冠状动脉窦,在右心耳与肺动脉干之间入冠状沟,向右绕过心右缘,经冠状沟后部至房室交界处分为两支:一支较粗,向下弯行,行于后室间沟内,终于后室间沟下部,或与左前降支末梢吻合,此支称为后降支(后室间支),后降支发出室间隔后动脉(后隔支),供应室间隔后部血运,并与前降支发出的前隔支形成广泛的吻合。另一支较细,自房室交点处向左,分布于左心室后壁,成为起于右冠状动脉的左室后支。

右冠状动脉沿途发出的分支还有:①动脉圆锥支,为右冠状动脉向右心室壁发出的第一支,分布于动脉圆锥的前方,与左前降支的分支吻合,是左右冠状动脉之间最重要的侧支通路。②右室前支,2~4条,由右冠状动脉向左发出,与主干几乎呈直角,分布于右心室胸肋面。③锐缘支(右缘支),起于右冠状动脉,沿心下缘自右向左行,此支恒定粗大,与钝缘支同是冠状动脉造影辨认分支的标志。④窦房结支(右房前支),起于右冠状动脉的近侧段,上行至上腔静脉口附近,分支供血于窦房结。⑤房室结支,在房室交点处,起于右冠状动脉主干或其分支,向深部分布于房室结和房室束的近侧部。

(3)冠状动脉分布类型:依据冠状动脉后降支的来源及在膈面上分布区的大小,分为3类。①右优势型:后降支来自右冠状动脉,除发出后隔支外,还分布于左心室膈面的一部分或全部,此类占65.7%。②均衡型:左右冠状动脉均分出后降支,即两大动脉的分布互不越过房室交叉和后室间沟,此类占28.7%。③左优势型:后降支由左旋支发出,此类占5.6%。

**2.心脏的静脉**

心脏的静脉血液大多先汇入冠状静脉窦,汇入冠状静脉窦的属支如下。

(1)心大静脉:起自心尖,沿前室间沟上行,并与左前降支伴行,再沿冠状沟向左到心脏的后面,进入冠状静脉窦,主要接收左心房、左右心室前壁及左心室侧缘的静脉血。

(2)心中静脉:起于心尖部,沿后室间沟与后降支伴行,向上注入冠状静脉窦左端,主要收集左右心室膈面、室间隔后部和心尖部血液。

(3)心小静脉:行于右侧冠状沟内,向左注入冠状静脉窦左端,主要接收右心房及右心室后面的静脉血。

(4)左室后静脉:起于左室膈面,收集心尖和左心室后壁血液。

(5)左房后静脉(左房斜静脉):斜行于左房后壁,沿左心房后面斜行下降入冠状静脉窦。

直接开口于心腔的静脉如下。①心最小静脉:是心壁内的一些小静脉,直接开口于心腔。②心前静脉:起于右心室前壁,有2~3支,跨过冠状沟直接开口于右心房。

## (六)大血管

大血管在心底出入,并将心脏固定。主动脉始自左心室前庭上方的主动脉纤维环,向左前上方行至右侧第2胸肋关节高度,弯向左后方至第4胸椎体右侧,沿脊椎下降,穿过膈肌的主动脉裂孔入腹腔,于第4腰椎体下缘分为左右髂总动脉。依其行程可分为升主动脉、主动脉弓和降主动脉。升主动脉根部有左右冠状动脉发生。肺动脉始自右心室漏斗部,经主动脉起始部的前方向左后上斜行,在主动脉弓下方分为左右肺动脉。在左右肺动脉交叉处与主动脉弓下缘之间有一条纤维束连接,为动脉韧带,是动脉导管闭合后的残存结构。肺静脉左、右各有2条,起自肺门,横行向内,分别注入左心房。上腔静脉位于升主动脉的右侧,由左右头臂静脉汇合而成,成人长约 7cm,入心前还接纳奇静脉血液。下腔静脉是人体最大的一支静脉,开口于右心房后壁下方,该静脉由左右髂总静脉汇合而成,在腹主动脉右侧上行,穿膈肌的腔静脉孔,终于右心房。

### (七)心包及心脏的体表投影

#### 1.心包

心包是包在心脏外面及大血管根部的囊状结构,可分为纤维性心包和浆膜性心包两部分。纤维性心包为心包的最外层,厚而致密,上部与出入心脏的大血管外膜相移行,下部与膈的中心腱会合。浆膜性心包薄而光滑,可分为脏层与壁层。壁层紧贴纤维性心包的内面,脏层附着于心肌层表面,亦即心外膜。浆膜性心包的脏壁两层在出入心的大血管根部移行,形成的间隙称心包腔。正常情况下,腔内有少量浆液,心搏动时有助于减少摩擦。当心包腔积液过多时,可出现心脏压塞症状。

#### 2.心脏体表投影

心脏体表投影是心脏边界在体表的投影,成人可用下列 4 点及连线来表示(图 3-18)。

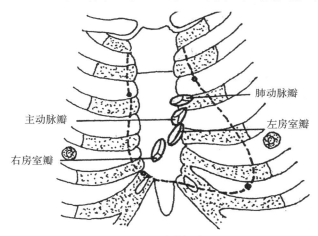

图 3-18　心脏的体表投影

(1)右上点:右侧第 3 肋软骨上缘,距胸骨右缘约 1cm 处。

(2)右下点:右侧第 6 肋关节处。

(3)左上点:左侧第 2 肋软骨下缘,距胸骨左缘约 1.2cm 处。

(4)左下点:左侧第 5 肋间隙,左锁骨中线内侧 1~2cm 处。

将以上 4 点用弧线相连,即是心脏在胸前壁的体表投影。

### (八)心脏的神经支配

心脏的运动神经包括交感神经和副交感神经(迷走神经),它们能影响心率及心肌收缩力,但不能替代心脏的传导系统。

由交感干的颈上、中、下节和胸 1~4 节或胸 5 节发出的心支以及迷走神经的心支,在心脏底部交织成心丛。心丛的分支又组成心房丛和左右冠状动脉丛,随动脉分布于心肌。交感神经兴奋时,引起心动过速,冠状血管舒张。迷走神经兴奋时,引起心动过缓,冠状血管收缩。

传导心脏痛觉的纤维沿交感神经行走,至胸1~4节段、胸5节段侧角。心绞痛时,胸前区及左上臂内侧常感到疼痛,此为牵涉性痛。

(毛晓雯)

# 第二节 大血管畸形

## 一、动脉导管未闭

动脉导管是胎儿时期肺动脉与主动脉之间的生理性血流通道,通常在出生后,随着肺膨胀、肺血管阻力下降和流经动脉导管血液减少而于生后15~20h呈功能性关闭。多数婴儿在生后4周左右动脉导管闭锁,退化为动脉韧带。各种原因造成婴儿时期动脉导管未能闭锁,称为动脉导管未闭(patent ductus arteriosus,PDA)(图3-19)。动脉导管未闭是最常见的先天性心脏病之一,发病率为15%~21%。根据动脉导管的形态,通常分为4型:管型、漏斗型、窗型和哑铃型(动脉瘤型)(图3-20)。

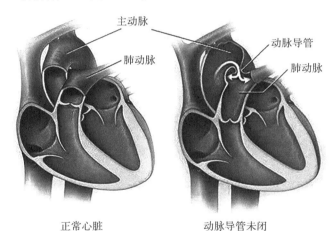

正常心脏        动脉导管未闭

**图 3-19 PDA 示意图**

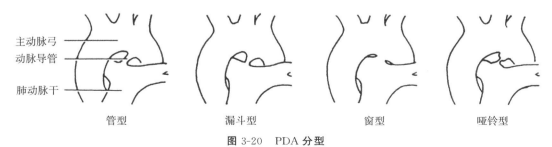

管型      漏斗型      窗型      哑铃型

**图 3-20 PDA 分型**

【病理生理】

动脉导管未闭锁,主动脉与肺动脉之间产生左向右分流,首先增加左心系统容量负荷,造成左心房、左心室扩大。同所有左向右分流的先天性心脏病一样,长期的左向右分流造成肺充血,肺血管由早期的反射性痉挛发展至内膜增厚,随着年龄增长,甚至出现肺小动脉闭塞,出现不可逆转的病变。右心室压力负荷逐渐升高,一旦超过体循环压力,出现右向左分流,肺动脉内未氧合血通过动脉导管逆向流入主动脉内,患儿平静时也出现发绀,称为艾森曼格综合征。

【临床表现】

小的动脉导管未闭,患儿可无症状。如未闭的动脉导管较粗,新生儿期即可导致心力衰竭。直径大于3mm未闭的动脉导管在婴幼儿期多表现为汗多、喂养困难、呼吸急促;儿童易患呼吸道感染、体力下降、生长发育不佳。若合并细菌性感染性心内膜炎,病死率高。

如早产儿动脉导管未闭,会导致机械通气,延长呼吸机辅助通气时间,导致撤机困难,高浓度给氧及PDA分流引起血流重分布,会诱发脑室/脑室周围出血、肺出血、新生儿出血坏死性小肠结肠炎、支气管肺发育不良、视网膜病变和败血症。应根据出生情况、心脏结构及功能、PDA相关症状进行危险分层,尽早积极闭合动脉导管。

【治疗】

多数患儿一经确诊,应手术治疗。如无症状,手术最佳年龄为1岁左右,可选择介入封堵、经胸封堵和外科手术。早产儿症状性动脉导管未闭如无药物使用禁忌证,建议给予2个疗程非甾体类药物如吲哚美辛、布洛芬等治疗,促进动脉导管闭合,如药物治疗无效,应进行外科手术;有药物使用禁忌证者或动脉导管较粗,均应及时手术。手术是安全有效的。

【手术禁忌证】

合并严重肺动脉高压,已形成右向左分流,临床考虑艾森曼格综合征。

在复杂先天性心脏病中,动脉导管作为代偿通道存在,因此在根治手术前,动脉导管不能单独闭合。

【患儿预后】

动脉导管未闭的手术治疗是先天性心脏病治疗中安全且效果最好的。手术死亡率在1%以下。

(周春龙)

## 二、血管环

血管环是指胎儿早期的主动脉弓未能向单一主动脉弓发育,右背侧主动脉退化吸收不完全或主动脉弓其他各段发育异常,使主动脉弓残留完整的或不完整的环形构造。血管环压迫食管和气管,可产生一系列临床表现,可伴有血流动力学异常和其他心脏畸形。血管环在产前筛查中比较常见,占先天性心脏病的1%～2%。出生6个月内出现严重呼吸困难而得不到外科治疗者,多在1岁内死亡。

【解剖】

血管环的畸形较为复杂,主要有以下5种解剖类型。

### 1.双主动脉弓

两侧主动脉弓均未退化吸收,从气管前方的升主动脉发出,环绕气管和食管,在两者后方相连为降主动脉,形成围绕气管及食管的血管环。双主动脉弓各自发出独立的颈总动脉和锁骨下动脉。分为左前弓优势型、右后弓优势型和双弓均衡型。根据降主动脉的位置动脉导管可在左侧、右侧或两侧(图 3-21)。

### 2.左位主动脉弓伴血管压迫

无名动脉异常或左颈总动脉异常可对气管造成压迫,临床较少见。迷走右锁骨下动脉是主动脉弓分支畸形中最为常见的类型(图 3-22)。

### 3.左位主动脉弓、右侧降主动脉伴血管压迫

较为罕见,升主动脉向上延伸,主动脉弓向左后方绕过气管和食管后向右延续为降主动脉。动脉导管连接右肺动脉和降主动脉或迷走右锁骨下动脉,形成血管环(图 3-23)。

### 4.肺动脉吊带

迷走左肺动脉起源于右肺动脉,从右主支气管后上方穿过主气管和食管,从动脉导管下缘进入左肺门,造成对右主支气管和主气管的压迫(图 3-24)。

### 5.右位主动脉弓伴血管压迫

右降主动脉合并左侧动脉导管、右位主动脉弓、迷走左锁骨下动脉和左侧动脉导管形成血管环。

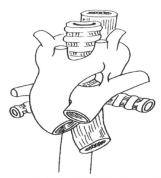

图 3-21　双主动脉弓畸形(正位):双弓,左侧动脉导管

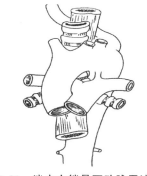

图 3-22　迷走右锁骨下动脉压迫食管

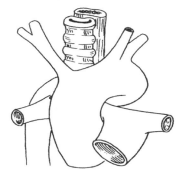

图 3-23　左位主动脉弓、右侧降主动脉伴血管压迫

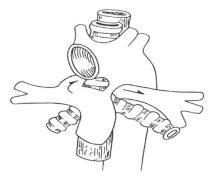

图 3-24　肺动脉吊带

【临床表现】

血管环的临床表现与气管、食管受压迫的程度有关,包括喘鸣样呼吸、呼吸困难、反复肺部感染并伴有气道分泌物难以咳出。吞咽困难患儿小时候表现较轻,在开始进食固体食物时逐渐加重。有时可因食管梗阻而引起吸入性肺炎。有些患儿也可无症状。

【治疗】

建议在做好产前筛查、产后筛查的同时,出生后密切随访,一般建议在 6 个月左右行手术治疗,如有症状,一经诊断即应手术治疗。术前需行纤维支气管镜检查,如合并先天性气管狭窄或重度气管软化,需加做气管成形术。对于轻中度气管软化,术中充分松解气管、食管周围粘连的同时需行主动脉残端或气管悬吊。

【患儿预后】

出生 6 个月内出现严重呼吸困难而得不到外科治疗者,多在 1 岁内死亡。出生后 6 个月才出现症状者,除非合并呼吸道感染、食管反流、窒息,症状较轻且很少进展,可随着儿童年龄的增长而症状减轻。血管环手术效果好,术后压迫症状完全消除需数月。

(周春龙)

# 第三节  心 隔 畸 形

## 一、室间隔缺损

室间隔缺损(ventricular septal defect,VSD)是心室的间隔部分在胚胎时期发育不全造成组织缺损,形成心室间血流交通的一种先天性心脏病。室间隔缺损是最常见的先天性心脏病之一,占先天性心脏病总数的 25%～30%。每 1000 名新生儿中就有 1.5～2 名患室间隔缺损。

多数 VSD 为单纯性,少数可合并其他畸形或为某些复杂先天性心脏病的病变之一。本节仅讨论单纯性室间隔缺损。

【解剖】

室间隔分为膜部间隔和肌部间隔两部分,肌部间隔又分为窦部(流入道)、肌小梁部和流出道三部分。VSD 分类方法很多,通常根据缺损在室间隔的位置和利于手术的角度将室间隔缺损分为 4 种类型:膜周型、房室管型(隔膜下型)、干下型、嵴内型(图 3-25、图 3-26)。

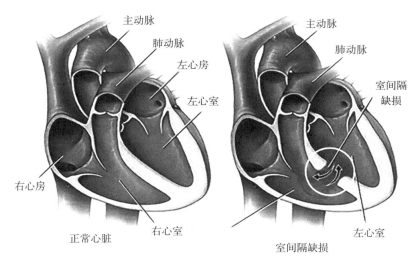

图 3-25 VSD 示意图

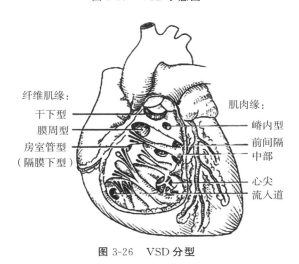

图 3-26 VSD 分型

【病理生理】

VSD 的血流动力学改变主要取决于缺损大小、部位及肺循环阻力。缺损小,左向右分流量小,左心室容量负荷正常或轻度增加,肺动脉压力正常;缺损大,分流量大,左心室容量负荷明显增加,左心房、左心室扩大,长期的分流使肺循环血流量增加,肺小动脉反射性痉挛,肺动脉压力增加,右心室排血受阻,右心室逐渐肥厚,此时肺动脉高压为动力性,如行手术,术后患儿肺动脉压力可完全恢复正常。如分流未能及时阻断,随着患儿年龄的增长,会出现部分肺小动脉闭塞,肺循环阻力进一步增大,当肺动脉压力等于或超过主动脉压力时出现双向分流或右向左分流,临床出现发绀,最终发展为艾森曼格综合征,病情不可逆转。

从血流动力学考虑,室间隔缺损可分为 2 类。①限制性室间隔缺损:室间隔缺损小,心内分流量有限,右心室压力正常或略有升高,肺循环血流量不超过体循环血流量的 1.5 倍。②非限制性室间隔缺损:当室间隔缺损直径接近或达到主动脉直径时,室间隔的阻挡作用消失,大量左向右分流使左右心室压力接近或相等,肺循环血流量数倍于体循环血流量。

【临床表现】

患儿的临床表现与 VSD 的大小和肺动脉高压的程度有关:缺损小,患儿可无任何症状,部分患儿可有多汗、心率偏快等表现;缺损大,婴幼儿期即可出现吃奶中断、喂养困难、体重不增,儿童常出现体力下降、生长发育迟缓,易反复呼吸道感染,并发肺炎和心力衰竭。如合并严重肺动脉高压,可出现活动后气促、发绀等晚期症状。

体征:胸骨左缘 3～4 肋间可闻及Ⅱ～Ⅲ级或Ⅲ级以上收缩期喷射性杂音,可扪及收缩期震颤,干下型室间隔缺损或嵴内型室间隔缺损杂音和震颤位置较高,肺动脉瓣区第二心音增强。合并严重肺动脉高压时,杂音和震颤可较轻微或消失,肺动脉瓣区第二心音亢进。

【治疗】

临床上应根据缺损大小、部位和缺损对患儿的影响决定手术时机。建议出生后密切随访。小的膜周部和肌部室间隔缺损在患儿 2 岁半之前有自行愈合的可能,干下型室间隔缺损自行愈合的概率很小,且随着病情的进展有可能引起主动脉瓣脱垂。不能因为有自行愈合的可能而盲目等待,错过最好的手术时机。另外需考虑患儿对手术的耐受程度(如麻醉和体外循环对患儿的影响),并非越早手术越好。

非限制性室间隔缺损一经诊断应尽早手术,一般情况好的患儿应尽量随访到 3 月龄后手术。限制性室间隔缺损:膜周型,缺损直径<3mm,在患儿 2 岁半前自行愈合的概率较大,可在 2 岁后考虑手术,缺损直径 3～5mm 者如出现临床症状,心脏超声提示心脏扩大、肺动脉增粗,建议 1 岁左右手术,缺损直径>5mm,建议半岁到 1 岁手术;嵴内型室间隔缺损一般 1 岁左右手术;干下型室间隔缺损半岁～1 岁手术。

【手术】

外科手术:常规采用胸骨正中切口开胸,有经验的医院目前已常规采用右侧切口或各种胸骨部分切开的小切口行室间隔缺损修补术。

介入封堵:肌部室间隔缺损的最佳手术方式是介入封堵,干下型室间隔缺损及嵴内型室间隔缺损不能行介入封堵膜周部室间隔缺损目前适合行介入封堵的不到 10%。

【患儿预后】

室间隔缺损修补术是最常见的心内直视手术之一,手术技术已非常成熟。在心脏专科水平较高的医院,除合并严重肺动脉高压以及新生儿期手术外,手术死亡率已接近或达到零。

(何瑞靖　周春龙)

## 二、房间隔缺损

房间隔缺损(atrial septal defect,ASD)是指左右心房之间的分隔在胚胎发育过程中形成的组织缺损,造成左右心房相互交通。房间隔缺损的发病率居先天性心脏病的第二位,占全部先天性心脏病的10%以上。在很多先天性心脏畸形中,ASD作为一种仅具有次要血流动力学意义的合并畸形存在。本节讨论的房间隔缺损是指单纯性继发孔房间隔缺损,又称Ⅱ孔房间隔缺损。

【解剖】

胚胎第4周时,原始心房内壁头侧出现一条矢状走行的嵴,该嵴向下生长,称第一房间隔即原发隔。原发隔与房室管的心内膜垫之间的孔,称原发孔,又称第一房间孔。当原发隔与下方房室管的心内膜垫会合时,原发孔闭合。在原发孔闭合之前,原发隔上部组织吸收、穿孔,称第二房间孔即继发孔。胚胎第5周末,在第一房间隔右侧一较厚的第二房间隔即继发隔自上而下生长,与原发隔之间的间隙形成卵圆孔。当继发孔过大或继发隔过小、发育不良时,形成心房间隔上的孔,称为继发孔房间隔缺损,即Ⅱ孔房间隔缺损(图3-27)。

继发孔房间隔缺损根据缺损的部位,可分为中央型房间隔缺损、上腔型房间隔缺损、下腔型房间隔缺损和混合型房间隔缺损(图3-28)。

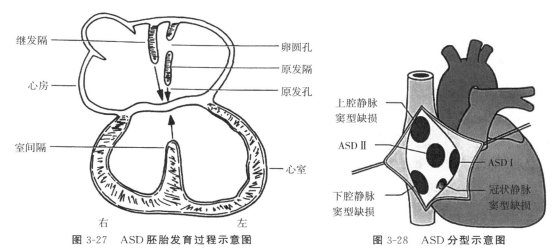

图 3-27　ASD 胚胎发育过程示意图　　　　图 3-28　ASD 分型示意图

【病理生理】

由于右心房内压力低于左心房,大量的左心房氧合血经过ASD流入右心房,右心房、右心室扩大,进入左心室的血液变少,左心室正常或变小,进入肺动脉的血液增多,肺充血,肺动脉压力升高,肺动脉增粗。房间隔缺损的分流量往往小于其他先天性心脏病,出现肺动脉高压较缓较晚。

【临床表现】

**1.症状**

ASD症状相对较轻,大多数患儿没有症状,可能易感冒、活动耐量下降、生长发育滞后等。通常情况下,这种疾病是偶然发现的,或者因为心脏听诊有杂音,进一步检查发现ASD。心功能降低多发生于20岁以后,单纯ASD产生的明显活动后心慌气短往往发生于30岁以后。成年患者中有些以快速性房性心律失常为主要症状。

## 2.体征

房间隔缺损的心脏杂音不是缺损处血液分流引起的,是通过肺动脉瓣口血流增多,肺动脉瓣相对狭窄所致。故心脏听诊胸骨左缘第2~3肋间可闻及3级以下的收缩期杂音,较柔和,非喷射性;右心室容量负荷大,收缩期结束晚于左心室,故心底部第二心音固定分裂,肺动脉瓣第二心音多数正常,少数增强或亢进。

当患者发生心功能不全或严重肺动脉高压时可能有发绀、颈静脉怒张、肝大、腹腔积液、肝颈静脉回流征阳性等心功能不全的表现。

【辅助检查】

## 1.心电图

大部分单纯ASD心电图是正常的,部分患儿有电轴右偏、右心房扩大、右心室肥厚或右束支传导阻滞等。

## 2.胸部X线

主动脉结小,右心房、右心室扩大,肺充血,部分患儿肺动脉段突出。

## 3.超声心动图

是目前最主要和最有价值的诊断方法。

【治疗】

3~5mm中央型房间隔缺损在1岁内有14%~22%的自然闭合概率,直径超过6mm者很少自然闭合。静脉窦型房间隔缺损和原发孔房间隔缺损永远不会自然闭合。临床上应根据缺损大小、部位和缺损对患儿的影响决定手术时机,并非越早越好。

缺损大:6个月~1岁行侧开胸小切口外科手术。上下腔静脉型ASD:1岁左右行侧开胸小切口外科手术。中央型ASD:建议2~3岁行介入封堵。卵圆孔未闭:自行闭合概率较高,年长者可选择介入封堵。

【患儿预后】

单纯房间隔缺损手术死亡率极低,儿童几乎为零,成人在2%以下。如不手术,平均预期寿命为37~40岁,如果在儿童期或成年早期得到矫正,预期寿命正常。心律失常和进行性肺动脉高压是导致预期寿命减少的主要原因。

(张凯　周春龙)

# 三、完全型房室间隔缺损

完全型房室间隔缺损即完全型房室通道(complete atrioventricular canal defects,CAVC),又称完全型心内膜垫缺损(total endocardial cushion defects,TECD),是心内膜垫发育异常所致的一类心脏畸形,形态特点是房室间隔消失,仅有一组房室瓣,而在其上下方分别存在房间隔缺损和(或)室间隔缺损。

【解剖】

### 1.房室间隔消失

正常心脏二尖瓣环和三尖瓣环不在同一水平,前者高,后者低。两组瓣环间有一三角形的间隔组织,左侧是二尖瓣下的左心室流入道,右侧是三尖瓣隔叶上方的右心房下部,故称为房室间隔。房室通道的两组房室瓣环等高,不存在正常的房室间隔,故称为房室间隔缺损。

### 2.房室瓣畸形

本病仅有单一房室瓣环,包括多种过渡形态及不同形态的组合。根据前瓣叶的形态,Rastelli 将完全型房室通道分为 3 种亚型(图 3-29)。A 型:有发育分化相对均等对称的左前瓣与右前瓣,两者之间基本不形成桥连,两组瓣叶的腱索分别附着于各自心室侧的室间隔嵴部。B 型:左前瓣较大,跨过室间隔延伸至右心室,右侧腱索附着于右心室乳头肌,右前瓣较小。C 型:前瓣几乎无分化而形成一大的共瓣,瓣下无腱索,右前瓣仅有残迹或消失。

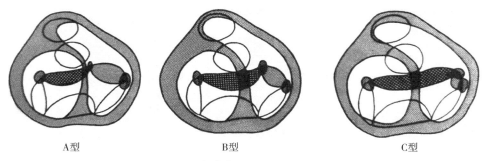

A型    B型    C型

**图 3-29 完全性房室通道的 Rastelli 分型**

### 3.原发孔房间隔缺损

原发孔房间隔缺损包括单纯原发孔型房间隔缺损和心内膜垫发育不全伴原发孔型房间隔缺损,以后者较多见。在胚胎发育过程中,原发隔向心内膜垫方向生长,其游离缘与心内膜垫之间暂留原发孔。随后原发孔逐渐缩小,最后心内膜垫组织向上隆凸并与原发隔游离缘融合,进而封闭。若原发隔停止生长,未能向下与心内膜垫融合,可形成单纯原发孔型房间隔缺损。若心内膜垫发育不全,不能将原发孔封闭,形成心内膜垫发育不全伴原发孔型房间隔缺损,又称为低位房间隔缺损。

### 4.室间隔缺损

室间隔缺损紧邻房室瓣下方,流入道室间隔嵴呈一弧形凹陷,与上方的房室瓣平面构成缺损的边缘。大多数情况下,缺损的前后径大于上下径。如果房室瓣的前后瓣叶桥连形成两组房室瓣,则称为过渡型或中间型房室通道。

【病理生理】

### 1.心内分流

完全型房室通道因房室间隔缺损引起大量左向右分流,患儿 1 岁内即可出现充血性心力衰竭和器质性肺血管病变。

### 2.房室瓣反流

多为轻、中度反流。这种反流可加重心内分流。

分流和反流的共同作用导致心室容量负荷增加,继发心脏扩大和心力衰竭。肺循环血流量的增加可引起肺动脉高压,早期为动力性,晚期为器质性,最终将导致右向左分流的艾森曼格综合征。

【临床表现】

患儿通常在出生后即表现明显的症状,如多汗、呼吸急促和喂养困难等,病情严重者新生儿期即可出现心力衰竭和肺炎。多数患儿存在不同程度的发育迟缓、营养不良、贫血及胸廓前凸畸形,静息状态下可见轻微发绀,哭闹时加重。

听诊时发现心动过速,胸骨左缘及心尖部可闻及收缩期杂音,肺动脉瓣区第二心音亢进或分裂;合并心衰者可出现肺部啰音、颈静脉充盈和肝脏增大;合并严重肺动脉高压者可出现发绀和杵状指。半数以上的患儿可合并 21-三体综合征。

【辅助检查】

### 1.心电图

电轴左偏,I 导联主波向上,Ⅲ导联主波向下,P-R 间期延长,一侧或两侧心房增大、心室肥厚。

### 2.胸部 X 线

心影增大、肺血增多。

### 3.超声心动图

是本病最主要的诊断方法。

### 4.心导管检查或左心室造影

目前已不是本病的常规检查。心导管检查可测定肺动脉压力,计算肺循环阻力;左心室造影可见"鹅颈征"。

【治疗】

本病应争取在婴儿期完成手术,原则上行一期根治。

新生儿如一般情况较差,临床评估难以耐受体外循环和心脏阻断,可先行肺动脉环缩术,待情况改善后再行二期根治。

【患儿预后】

本病出现肺动脉高压早且严重,易发展为艾森曼格综合征而失去手术机会,如不及时手术,近 2/3 的患儿于婴儿期死亡。手术死亡率在 3% 以内。影响术后远期疗效的主要原因是二尖瓣残余反流。病情较重者将心脏增大、心力衰竭而需再次或多次手术,部分患儿后期需行瓣膜置换术。

(周春龙)

# 第四节 右心畸形发育

## 一、肺动脉瓣狭窄

肺动脉瓣狭窄(pulmongary stenosis,PS)通常是指肺动脉瓣狭窄或同时合并右心室流出道狭窄(图 3-30),可以单独存在,也可以作为其他复杂畸形的病变之一,本节仅讨论前者。肺动脉瓣狭窄是最常见的先天性心脏病之一,发病率约占先天性心脏病的 10%。

【解剖】

典型病理形态是肺动脉瓣叶增厚、交界粘连、融合,瓣叶开放受限。大多数病例有发育良好的瓣叶和瓣窦,肺动脉瓣环无狭窄,肺动脉瓣二瓣化约占 20%,病变严重者肺动脉瓣仅为一增厚的隔膜,隔膜中心开口可小至针眼,且合并瓣环狭窄。另有约 10%病例肺动脉瓣发育不良,无交界融合和粘连,瓣叶明显增厚,呈黏液样变,瓣叶活动受限导致狭窄,瓣环较小,多见于 Noonan 综合征。

大多数儿童或成年病例均伴有肺动脉的狭窄后扩张,肺动脉瓣上狭窄少见;均不同程度合并继发性右心室肥厚,且随年龄增长而加重;少数病例可合并右心室流出道的异常肌束。在新生儿病例中,合并左右肺动脉发育不全者不少见。

本病在儿童和大龄者中右心室和三尖瓣发育正常,肺动脉瓣环狭窄约占 15%;在新生儿中有近 50%合并轻中度右心室发育不全,与肺动脉瓣闭锁有相似之处;右心室容积显著减小者仅占 5%,且不合并右心室依赖型冠状动脉病变。

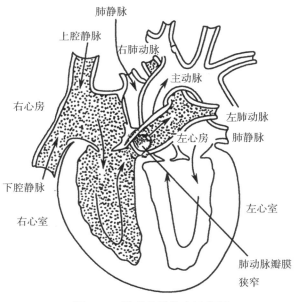

图 3-30 肺动脉瓣狭窄示意图

本病合并卵圆孔未闭和房间隔缺损者较多见,在少数病程长、未经治疗且并发右心衰竭的晚期病例中可见右心房(室)显著增大和严重的三尖瓣关闭不全。

【病理生理】

本病的病理生理改变主要是肺血流减少和右心室压力升高,如合并房间隔缺损或卵圆孔未闭可导致右向左分流,引起机体缺氧,右心室阻力负荷增加,最终导致右心衰。

新生儿肺动脉瓣严重狭窄使未闭动脉导管成为肺内血流的主要来源,动脉导管一旦闭合将直接危及患儿生命。

【临床表现】

根据肺动脉瓣狭窄的严重程度,临床上分为新生儿重症型和大龄普通型。

## 1.症状

新生儿重症型出生后数小时至几天内出现呼吸困难、发绀和缺氧发作,病情进展迅猛且难以缓解;大龄普通型症状较轻,表现为劳力性气促和活动受限,部分患儿无症状。

## 2.体征

胸骨左缘第2～3肋间可闻及Ⅲ级以上收缩期喷射样杂音,向左颈部传导,可扪及收缩期震颤,第二心音减弱或消失。大龄严重肺动脉瓣狭窄合并房间隔缺损或卵圆孔未闭者可见发绀和杵状指;合并右心衰和三尖瓣大量反流者可见颈静脉充盈和搏动、肝大、腹腔积液、水肿。

【治疗】

### 1.手术适应证与禁忌证

除了轻微肺动脉瓣狭窄(跨瓣压差小于3.33kPa)不需要治疗外,本病原则上没有手术禁忌证。

### 2.手术方式选择

对肺动脉和右心室发育正常或大致正常者,选择根治术;对重症新生儿,原则上选择根治术,但新生儿对体外循环手术耐受较差,多先行球囊扩张或中心分流缓解症状,待年龄稍长再行根治术;对肺动脉或右心室发育不良者,多选择分期手术,一期行球囊扩张术、中心分流术或体肺分流术,二期再酌情行根治术。对个别合并严重右心室发育不良者,仅能选择分阶段单心室功能矫治术。

【患儿预后】

单纯肺动脉瓣狭窄的手术死亡率极低,术后有5%～10%患儿中、远期出现再狭窄,需二次手术。术后均有一定程度的肺动脉瓣关闭不全,但需再手术者很少。

(周春龙)

## 二、法洛四联症

法洛四联症(tetralogy of fallot,TOF)是一种复杂的先天性发绀性心脏畸形。主要病变为室间隔缺损、主动脉骑跨、肺动脉狭窄、右心室肥厚,可能同时合并其他心内畸形。发病率约占先天性心脏病的 10％,占发绀型心脏病的 50％。正常人群发病率为 0.1％,父母一方为法洛四联症者,子女发病率为 1.5％。

【解剖】

本病有 4 个特征,即较大的 VSD、肺动脉狭窄、主动脉骑跨和右心室肥厚,常合并其他心脏畸形(图 3-31)。

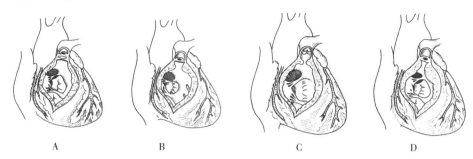

图 3-31　法洛四联症右心室流出道狭窄的形态和部位

注:A—高位狭窄;B—中位狭窄;C—低位狭窄;D—管状狭窄。

【病理生理】

本病的病理生理改变主要取决于右心室流出道和肺动脉系统的狭窄、体循环阻力和 VSD。右心室流出道和肺动脉系统的狭窄越重,患儿心内右向左分流量越大,发绀和缺氧越严重,右心室肥厚越显著,患儿因而有发绀、晕厥和蹲踞等低氧血症表现。任何使体循环阻力降低、右心室流出道和肺动脉系统的狭窄加重的诱因,均可使病情加重,长期低氧血症可导致红细胞增多、血细胞压积升高、凝血因子减少和大量侧支循环形成。血细胞压积高易致血栓形成和栓塞。由于右向左分流,患者可发生脑脓肿等并发症。如果右心室流出道和肺动脉系统的狭窄不重,右向左分流量少,患者可无发绀或仅轻度发绀,活动量受限也不明显。

【临床表现】

患儿常有发绀、蹲踞、咯血或晕厥病史,少数患儿有心力衰竭史。右心室流出道肌性狭窄严重患儿常有缺氧发作。体检可见发育差、结膜充血、发绀、杵状指(趾)。听诊第一心音正常,第二心音为主动脉瓣单一关闭音。狭窄轻者收缩期杂音较响,可在Ⅲ级以上,传导范围广,可扪及收缩期震颤;狭窄重者杂音较强,也可完全消失,或仅闻及侧支循环、动脉导管未闭所致的双期或舒张期杂音。肺动脉瓣缺如时,胸骨左缘第 2～3 肋间可闻及Ⅱ～Ⅲ级舒张期杂音。

【诊断】

### 1.心电图

电轴右偏,右心室肥厚,右心房扩大。可出现右束支传导阻滞、房室传导阻滞、交界性心律,ST-T 段改变或合并 W-P-W 综合征等。

### 2.胸部 X 线

典型的法洛四联症表现,肺血少,心腰凹陷,右心房增大,呈靴形心,心脏大小多在正常范围。

### 3.超声心动图

多为嵴下型较大的 VSD,主动脉不同程度骑跨,肺动脉细小,主肺动脉及左右肺动脉可能有狭窄,可合并 ASD、PDA、先天性血管环等其他心脏畸形。可了解心室发育、心功能及瓣膜情况。超声心动图是法洛四联症确诊的主要手段。

### 4.CTA

结合超声能全面了解病变的具体解剖、评估肺血管发育情况、了解冠状动脉分布及是否合并其他畸形,如主动脉弓发育情况等;可同时行气道重建,了解有无气道畸形。

【手术适应证】

婴幼儿应尽早行根治术,对大多数患儿推荐 1 岁内行根治术。如肺动脉发育差、肺动脉闭锁,可先行姑息手术,2 岁后行根治术。

绝大多数患儿可行根治术,分流术已很少做。只有在新生儿期,肺动脉发育极差或全身情况差,不适宜行根治术的情况下才考虑姑息手术。

【患儿预后】

法洛四联症患儿在 1 岁内如不手术,死亡率高达 25%。肺动脉狭窄严重者在 3 岁内死亡率高达 40%,10 岁内达 75%。如合并肺动脉闭锁,由于 PDA 闭合,多在出生后 1 个月内死亡。3 岁内死亡率为 75%。近年来法洛四联症根治术死亡率已明显下降,婴幼儿与儿童手术死亡率为 3%～5%。

(周春龙)

# 第四章　消化系统结构畸形

## 第一节　消化系统正常结构及功能

消化系统包括消化管和消化腺两部分。消化管是指从口腔到肛门的管道,各部的功能不同,形态各异,可分为口腔、咽、食管、胃、小肠(十二指肠、空肠和回肠)和大肠(盲肠、阑尾、结肠、直肠和肛管)。通常把从口腔到十二指肠的这部分管道称为上消化道,空肠以下的部分称为下消化道。消化腺按体积的大小和位置不同,可分为大消化腺和小消化腺两种。大消化腺位于消化管壁外,为一个独立的器官,所分泌的消化液经导管流入消化管腔内,如大唾液腺、肝和胰。小消化腺分布于消化管壁的黏膜层或黏膜下层,如唇腺、颊腺、舌腺、食管腺、胃腺和肠腺等。消化系统的基本功能是摄取食物,进行物理性和化学性消化,经消化管黏膜上皮细胞吸收,最后将食物残渣形成粪便,排出体外。

口腔是消化管的起始部。咽是消化管上端扩大的部分,是消化管与呼吸道的共同通道。

食管是一前后扁平的肌性管状器官,是消化管各部中最狭窄的部分,食管上端在第6颈椎体下缘平面与咽相接,下端在第10胸椎平面穿过膈肌进入腹腔,约平第11胸椎体高度与胃的贲门连接。食管可分为颈部、胸部和腹部三部。

胃是消化管各部中最膨大的部分,上连食管,下续十二指肠。成人胃的容量约为1500ml。胃除有受纳食物和分泌胃液的作用外,还有内分泌功能。胃有前壁、后壁,大弯、小弯和入口、出口。胃前壁朝向前上方,后壁朝向后下方。胃小弯凹向右上方,其最低点明显折转处称角切迹,胃大部分凸向左下方。胃的近端与食管连接处是胃入口,称贲门。贲门的左侧,食管末端左缘与胃底所形成的锐角称贲门切迹。胃的远端接续十二指肠处是胃出口,称为幽门。由于幽门括约肌的存在,在幽门表面有一缩窄的环行沟,幽门前静脉常横过幽门前方,这为胃手术提供了确定幽门的标志。通常将胃分为贲门部、胃底、胃体和幽门部四部。

十二指肠介于胃与空肠之间,由于相当于十二个横指并列的长度而得名,全长约为25cm,十二指肠是小肠中长度最短、管径最大、位置最为固定的部分。十二指肠始、末两端被腹膜包裹,较为活动,构成腹膜内位的部分。其余大部分均为腹膜外位器官,被腹膜覆盖而固定于腹后壁。由于十二指肠既接受胃液,又接受胰液和胆汁,因此十二指肠的消化功能十分重要。十二指肠呈非常恒定的C形弯曲,包绕胰头,可分为上部、降部、水平部和升部四部。空肠和回肠上端起自十二指肠空肠曲,下端接续盲肠。空肠和回肠一起被肠系膜悬系于腹后壁,合称为系膜小肠,活动度较大。有系膜附着的边缘称为系膜缘,其相对缘称为游离缘或对系膜缘。空肠和回肠的形态结构不完全一致,变化是逐渐发生的,故两者间无明显界限。一般将系膜小肠的近侧 2/5 称为空肠,远侧 3/5 称为回肠。

大肠是消化管的下段,续自回肠末端,止于肛门。与小肠明显不同的是,大肠有较粗的管径,肠壁较薄,大部分位置较为固定。全程围绕空肠、回肠,可分为盲肠、阑尾、结肠、直肠和肛管五部分。大肠的主要功能为吸收水分、维生素和无机盐,并将食物残渣形成粪便,排出体外。结肠和盲肠具有 3 种特征性结构,即结肠带、结肠袋和肠脂垂。

直肠是消化管位于盆腔下部的一段,直肠上端与乙状结肠交接处管径较细,向下肠腔显著膨大称直肠壶腹。直肠内面有 3 个直肠横襞,由黏膜及环行肌构成,具有阻挡粪便下移的作用。肛管的上界为直肠穿过盆膈的平面,下界为肛。肛管被肛门括约肌包绕,平时处于收缩状态,有控制排便的作用。

# 第二节　胃　疾　病

## 一、先天性幽门闭锁

【病因病理】

一般认为系胃肠道在胚胎发育过程中内胚层局部过度增生所致。也有人认为是胎儿在宫内患大疱性表皮松解症,累及幽门部黏膜而后形成瘢痕所致。

先天性幽门部闭锁有 2 种类型。

### 1.实质性闭锁

幽门部发育差,缺乏正常胃壁组织,连续性中断,呈节段型,两盲端完全分离或仅有纤维索带相连。

### 2.瓣膜性闭锁

幽门外形正常,距幽门十二指肠分界处 1～3cm 的近端有黏膜和黏膜下组织构成的薄而柔软的隔膜,将幽门腔道阻塞,有的完全闭锁,有的中央部位有小孔。

【症状】

患儿出生后症状出现时间根据闭锁程度而定。完全闭锁者出生后即呕吐,内容物为白色,不含胆汁。少数患儿面唇发绀、呼吸困难或口腔分泌物多。膜式闭锁中央有小孔相通者,呕吐出现晚,有上腹胀,可排大便,应与先天性幽门肥厚性狭窄鉴别。腹部 X 线片上可见大胃泡影(称为"单泡征"),是先天性幽门闭锁的特征性影像学表现,泛影葡胺造影可显示梗阻及胃外形扩大。(图 4-1)

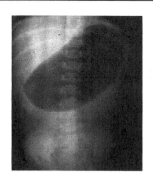

**图 4-1　腹部 X 线片提示"单泡征"**

注:胃泡影明显扩大,腹部气体减少。

【产前检查】

超声最早在孕 9 周时可探查胃泡,孕 14 周后胃泡显示率为 100％,B 超提示胃泡体积增大。

【出生后治疗】

手术是治疗幽门闭锁最有效的方法。剖腹探查时,实质性闭锁易发现。瓣膜性闭锁除了幽门以下肠管口径稍细外,外观常无其他异常,故必须切开幽门检查确诊。对瓣膜性闭锁可采用瓣膜切除幽门成形术。手术时须注意瓣膜切除要彻底,幽门成形时内翻缝合的黏膜不能太多,否则可造成术后黏膜隆起而致梗阻。成形幽门口不宜太大,过大时可导致胆汁反流和胃溃疡。此术虽有疗效,但有时也可因吻合口水肿和十二指肠向前扭曲而造成梗阻,甚至须再次手术。故目前也有人主张采用胃十二指肠侧侧吻合术,可取得更好效果。若瓣膜位于胃窦部,只需行瓣膜切除,如此符合生理特点,创伤少,可避免胃窦幽门部机械泵功能受损而影响排空功能。对实质性闭锁则选用闭锁段切除、胃十二指肠端侧或侧侧吻合术。

【患儿预后】

预后良好。

【妊娠建议】

定期产检,完善羊水穿刺等检查,出生后禁食,立即转小儿外科专科就诊。

## 二、先天性肥厚性幽门狭窄

【病因病理】

有关幽门肥厚狭窄的病因,人们曾做过广泛的研究,虽然众多研究提示其发病与幽门肌松弛功能障碍有关,但其确切的病因仍不清楚,归纳起来大致有下列几点。

### 1.遗传因素

本病有家族性发病倾向。单卵双胎多于双卵双胎。有报道,双亲患此病者,其子女的发病率可达 6.9％;若母患此病,则其子的发病率可为 20％。目前认为这是一种多基因性遗传,这种遗传基因在某些环境因素作用下,发生突变而出现幽门狭窄征象。

### 2.消化道激素紊乱

近年免疫组织化学研究提示在幽门环肌层中脑啡肽、P物质及血管活性肠肽等明显减少甚或缺如。同时还发现患儿的血清胃泌素含量明显升高。消化道激素紊乱可能是造成幽门肌松弛障碍并呈持续痉挛的重要因素,而幽门肥厚则为幽门持续痉挛的继发性改变。

### 3.幽门肌间神经丛发育异常

幽门肌间神经丛在胚胎第12～14周开始出现,第24～26周发育成熟。早年曾有人指出幽门狭窄患儿的肌间神经丛及肌层神经纤维发育均不成熟,且数目较正常少,但至今多认为这是继发性病变。近年,国内外许多学者研究证实幽门肥厚性狭窄患儿的幽门环肌中缺乏一氧化氮合成酶染色阳性神经纤维,纵肌层内也较正常少。由于一氧化氮是肠道的主要抑制性神经递质,在维持肠道平滑肌松弛及幽门的正常生理功能中起着重要作用,缺乏此神经纤维即可导致幽门肌松弛功能障碍。此外,发现环肌层内及肌间神经节周围缺乏肠间质细胞或肠间质细胞发育不成熟,而肠间质细胞是正常肠道蠕动的起搏细胞,这提示幽门肥厚性狭窄可能是平滑肌细胞起搏、去极化障碍所致的先天性异常。

【病理】

主要病理改变为幽门环行肌纤维异常增生、肥厚,纵行肌纤维数量无明显增多,仅轻度增厚。整个幽门呈橄榄状肿块,质坚硬,表面光滑。由于血管受压,色泽略苍白,肿块直径为0.5～1cm,长度为2～3cm,肌层厚为0.4～0.7cm(正常幽门肌层厚为0.1～0.3cm)。幽门横切面上,可见肥厚的肌层挤压黏膜而形成纵行皱褶,使管腔缩小,加上黏膜水肿、炎症,可使管腔进一步狭细。肥厚的肌层向胃窦部移行时逐渐变薄,而在十二指肠始部肥厚的肌层突然中止且突向十二指肠腔内,形如子宫颈突出于阴道,构成所谓小穹隆。胃扩张,胃壁增厚,黏膜水肿,严重时可发生糜烂、溃疡。文献报道新生儿因幽门管溃疡引起幽门狭窄肌肉痉挛导致幽门肌肥厚。肥厚性幽门狭窄很少合并其他先天性畸形,较常见的为先天性膈疝,而幽门狭窄也许是疝入胸腔的胃受异常牵拉所致的。

【症状】

### 1.呕吐

呕吐为主要症状。尽管出生时幽门狭窄已存在,但由于肌层肥厚的个体差异、婴儿食量、内容及黏膜水肿程度不同,因此每个患儿出现症状的时间不一致,大多数在出生后3～4周发生,也有少数在出生后3～4d或3～4个月出现。

呕吐开始仅为溢奶,逐渐呈喷射状,无恶心。呕吐物为奶汁或乳凝块,不含胆汁,少数可呈现咖啡色,系反复呕吐或刺激性胃炎引起黏膜毛细血管损伤所致。也有报道大量呕血者,为胃溃疡引起。呕吐后因饥饿而出现觅食反射,能用力吸吮,但喂奶后又出现呕吐。长期呕吐、饥饿可出现营养不良、消瘦、皮肤松弛有皱纹、皮下脂肪少、精神萎靡。由于摄入量不足、脱水,患儿排尿量明显减少,粪便干燥呈弹丸状,称为饥饿性粪便。呕吐初期,因大量胃酸及钾离子丧失,可引起碱中毒,呼吸变浅而慢,并使血中游离钙下降,临床上可出现喉痉挛及手足搐搦。随病情进展,脱水严重,肾功能受损,酸性代谢产物潴留,此时可形成代谢性酸中毒而中毒症状不明显。

### 2.伴发黄疸

发生率为 2%～8%,间接胆红素升高为主。其原因不甚清楚。有人指出是反复呕吐、热量摄入不足导致肝脏的葡萄糖醛转移酶活性低下所致。也有人认为可能是幽门肿块或扩张的胃压迫胆管引起的肝外阻塞性黄疸。一旦幽门梗阻解除,3～5d 黄疸即消退。

### 3.腹部体征

检查见上腹部较膨隆,常可见自左向右移行的胃蠕动波,喂奶后尤为明显。下腹部平坦或凹陷。右上腹肋缘下腹直肌外缘处可触及橄榄样幽门肿块,1～2cm,在呕吐后胃排空时或腹肌松弛时检出率更高,可达 90%。有时肿块位于肝右叶深部,可误将右肾当肿块,须反复仔细检查确定。

【诊断】

患儿出生后 2～3 周出现喷射性呕吐,呕吐物不含胆汁,上腹部可见胃蠕动波并触及幽门肿块,即可确定诊断。若不能扪及肿块,则须进行 B 超或钡餐检查。

【出生后治疗】

诊断确定后,应积极做术前准备,尽早施行手术治疗。早年曾有人主张采用非手术治疗,但因治疗时间长,且效果不肯定,故目前除用于无手术条件者外几乎已趋于摒弃。

### 1.术前准备

主要纠正脱水、电解质紊乱和营养不良。脱水可根据轻中度、重度分别按体重 5%、6%～10%给予 5%葡萄糖液与生理盐水(按 1∶1 输注)。同时按血生化检测适量补给电解质(补钾时,患儿必须有排尿)。对贫血、消瘦明显或营养不良者,应给予输血或静脉高营养。术前置入胃管,吸除胃内容物,必要时可用温盐水洗胃,以减轻胃黏膜水肿。

### 2.手术

幽门环肌切开术(Fredet-Ramstedt 手术)为标准的手术治疗方法,它操作简便,效果佳,术后肠胃功能恢复良好(图 4-2)。

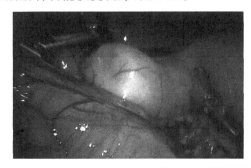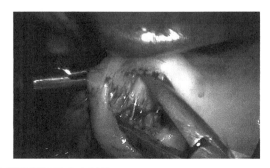

图 4-2　腹腔镜下幽门环肌切开术中所见

【患儿预后】

预后良好。

【妊娠建议】

孕期产检无特殊发现。出生后新生儿期出现以上症状,及时就诊,早期手术。

# 第三节  肝 胆 疾 病

## 一、胆道闭锁

【病因病理】

胆道闭锁的病因尚不清楚。究竟是先天性原因还是后天性原因致病,尚无定论,目前有下列学说。

### 1.先天性胆道发育不良

以前认为胆道闭锁和肠闭锁一样均为先天性发育不良的结果。在胚胎第4周前肠尾侧出现一个芽突,称肝憩室。随着胎龄增长,肝憩室的颅侧发育成肝、左右肝管及肝总管;肝憩室的尾侧末端膨大,形成胆囊,其柄成为胆囊管。连接在肝总管、胆囊管和十二指肠间的蒂发育成胆总管。肝外胆管初期为内胚层细胞增殖所填塞,形成实体,继而出现空泡。空泡相互融合使胆管重现管腔并延长。若胆道未发生空泡化或空泡化不全,则形成不同类型的肝外胆道闭锁。

### 2.炎症学说

不少患儿在出生后排出典型的胎便或正常粪便,但以后出现完全性梗阻性黄疸,经手术及病理证实为胆道闭锁,且在其肝外闭锁的胆管标本病理检查中发现炎症改变。有的发现病变胆管为节段性改变,病变轻的部分仍可见管腔。这些都提示胆道闭锁是胆管形成后继发炎症改变的结果。

### 3.胰胆管异常合流

胰胆管异常合流是胰胆管汇合部不在十二指肠乳头而在十二指肠壁外汇合部的先天性形态畸形。由于胰胆管在壁外汇合,因此在合流处与十二指肠间形成共管。其远端有壶腹括约肌围绕,对共管有括约作用。当括约肌收缩时可造成胆汁与胰液相互交流。胰管内压高于胆管,致使胰液进入胆管。越来越多的人发现胆道闭锁的患儿同时存在胰胆管异常合流,这也可能是胆道闭锁的致病原因之一。

胆道闭锁基本上可分为肝外、肝内两型。肝内型者可见肝小管排列不整齐、狭窄或闭锁。肝外型者的肝外胆管任何部位均可发生狭窄、闭锁或缺如。胆囊纤维化,呈皱缩的条状物,可含有少量无色黏液。有的胆囊完全缺如,有的发育良好,接近正常胆囊。

【症状】

患儿多为足月产,出生后 1~2 周表现多无异常,往往在生理性黄疸消退后又出现巩膜、皮肤黄染。随着日龄增长黄疸持续性加深,尿色也随之加深,甚至呈浓茶色,可将白色尿布染成黄色。有的患儿生后粪便即呈陶土色,但也有不少患儿出生后有正常粪便,随着全身黄疸的加深,粪便颜色逐渐变淡,最终呈陶土色。但病程较长者粪便又可变为淡黄色。这是由于血液中胆红素浓度过高,少量胆红素经过肠腺排入肠腔与大便相混。

随着黄疸加重,患儿腹部膨隆更加明显,肝脏也逐渐增大、变硬。一般 3 个月患儿的肝可增大平脐,同时出现脾增大。病情严重者可有腹壁静脉怒张、腹腔积液、食管静脉曲张破裂出血等门静脉高压症表现。

患儿最初 3 个月内一般营养状况尚可,但随着年龄增加,病程进展,逐渐出现营养发育障碍。因胆管长期梗阻出现胆汁性肝硬化、肝功能受损而导致脂肪及脂溶性维生素吸收障碍,而有维生素 A、维生素 D、维生素 K 缺乏的表现(如眼干、皮肤弹性缺乏、佝偻病等),钙缺乏性抽搐及出血倾向等。有的患儿表现为兴奋不安,可能与血中胆酸增加有关。若早期不治疗,多数患儿在 1 岁以内因肝功能衰竭死亡。

【产前检查】

对产前超声表现为胆囊不显示或胆囊小,肝脏回声不均匀,可疑胆道闭锁的胎儿,应动态观察肝内外胆管、门静脉、静脉导管、脾静脉的内径,走行及血流速度,及时判断胎儿是否合并肝硬化,制订围生期管理和治疗方案。

【出生后治疗】

本病一经诊断,应争取在生后 40~60d 手术。对可能吻合型肝管、胆总管闭锁做十二指肠—空肠吻合术,对不可能吻合型则做肝门—空肠吻合术(Kasai 手术)。对病程接近 2 个月、诊断依然不明确者,可手术探查。90d 以内者应争取做 Kasai 手术,手术失败可做肝移植。超过 90d 者,可创造条件行肝移植术。

【患儿预后】

目前公认肝门—空肠吻合术是一种对胆道闭锁有治疗价值的手术,但远期疗效并不能达到令人满意的程度。手术时日龄和手术技术是影响预后的重要因素。肝门部纤维块中微细胆管的数量与直径、术后的胆汁引流量、术后胆管炎发生的频率与程度、肝实质的损害程度也可影响预后。经肝门—空肠吻合术治疗失败或年龄过大且有条件者可考虑实施肝移植术。

【妊娠建议】

胎儿彩超胆囊未探及,肝门区探及囊肿,动态随访囊肿逐渐缩小或者变化不大,提示出生后需要排除胆道闭锁。建议出生后早期筛查。

## 二、先天性胆管扩张症

【病因病理】

本病的病因尚未确定,但有很多学说,如先天性胆道发育不良学说、胆总管下端狭窄梗阻学说、先天性胰胆管连接异常学说、病毒感染学说等。每个病例病因不同,也可能是几种病因同时存在的结果。目前倾向于先天性胰胆管异常合流为本病的主要病因。

胆总管扩张症常见胆囊为囊形和梭形,大小不等,大者可容 2000～3000ml。囊肿远端胆管逐渐变窄,囊肿大者的囊壁肥厚,结缔组织增生,常有炎症细胞浸润,上皮细胞破坏,管壁内膜不光滑,可见小溃疡及纤维钙化灶,有时有小脓肿形成。囊肿内潴留绿色感染性胆汁,多数囊肿内液胰淀粉酶升高。本病的胆管扩张病变可发生在肝内外的任何部位,根据其部位、形态等分为 5 型:①囊性扩张型,可为球状或梭状,少数为圆柱状;②憩室型;③胆总管口囊性脱垂;④混合型,胆总管囊性扩张伴肝内胆管球状或圆柱状扩张;⑤单纯肝内的胆管扩张,称为 Caroli 病。除胆管扩张外,患儿的肝脏可有程度不等的硬化,胰腺可有急性或慢性炎症。由于胆管受到长期慢性炎症刺激,在少数病例成年后可诱发胆囊癌或胆管癌。

【症状】

腹痛、肿块和黄疸为本病的基本症状,呈间歇性发作。并非所有患儿在病史中或就诊时均具有这 3 个症状,临床上 3 个症状同时存在者仅占 20％～30％。

### 1.腹痛

发生在中上腹,疼痛性质和程度不一。有时为绞痛,患儿常取屈膝俯卧位,有时仅为轻度的胀痛。急性发作时常伴恶心和呕吐,可有发热。部分患儿无疼痛感觉。

### 2.肿块

位于右上腹的肋缘下,肿块呈球形,光滑,有囊性感。如囊肿较小或为梭形,则不易扪及。肿块在腹痛急性发作时增大,症状缓解后可略为缩小。

### 3.黄疸

症状轻者临床上可无黄疸,部分患儿在腹痛发作后可出现不同程度的黄疸。

### 4.腹膜炎

因扩张胆管穿孔引起弥漫性胆汁性腹膜炎,表现为剧烈腹痛、呕吐、腹壁强直、腹腔积液和全身情况恶化。

【产前检查】

产前超声在诊断先天性胆管扩张症中占有重要地位,目前尚无明确的诊断标准。对疑似胆管扩张症胎儿,由超声医生多方位描述囊肿影像学特征,如大小、与周围器官相互关系,并结合胎儿核磁共振辅助诊断,尤其应与胆道闭锁鉴别。

【出生后治疗】

症状发作期的治疗宜禁食数日,以减少胆汁和胰液的分泌,应用解痉剂缓解疼痛,静脉应用抗生素,注意保持水、电解质和酸碱平衡。有黄疸者应补充维生素 K,纠正凝血功能障碍。待症状缓解后,择期手术治疗。如各种症状持续不退,经充分准备后进行手术治疗。

本病诊断确立后,原则上应及时手术,以减少并发症的发生。手术方式见图 4-3。

(1)囊肿切除＋胆道重建术:囊肿切除＋胆总管近端(或肝管)空肠 Roux-en-Y 式吻合是普遍采用的术式。亦有在囊肿切除后,离断一段空肠,置于肝管和十二指肠之间。这两种手术具有根治意义,可达到去除病灶和使胰胆液分流的目的。

(2)囊肿引流术:仅用于个别重症病例,如严重的梗阻性黄疸伴肝硬化、严重胆道感染或胰腺炎、囊肿穿孔伴胆汁性腹膜炎、囊肿壁水肿粘连严重致剥离困难和出血剧烈,可视患儿具体情况采用囊肿造口术或囊肿肠道吻合术,待病情改善后再行二期根治性手术。

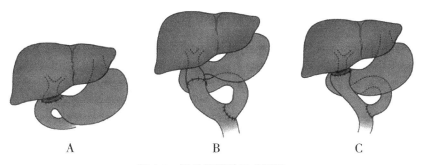

A B C

图 4-3　胆总管囊肿手术图示

注:A、B 示囊肿切除＋胆道重建术,C 示囊肿肠道吻合术。

【患儿预后】

胆总管囊肿总体预后良好,大部分产前诊断的病例在新生儿期出现症状,包括梗阻性黄疸、陶土样大便、肝功能受损异常等。对有症状的病例建议新生儿期即行手术治疗。对于无症状、肝酶正常、囊肿无进行性增大者,建议随访 3 个月再手术治疗。手术首选囊肿切除＋肝管空肠 Roux-en-Y 式吻合术。操作熟练的医生选择腹腔镜微创手术。

【妊娠建议】

随着产前超声诊断水平的不断提高,产前检查发现的胆总管囊肿数量增加,建议小儿外科专科咨询。

# 第四节　小肠疾病

## 一、肠闭锁与肠狭窄

【病因病理】

胚胎发育过程中,肠管的局部血液循环障碍使肠管发生无菌性坏死、吸收与修复,形成了肠闭锁与肠狭窄。胚胎期发生的肠扭转、肠套叠、血管分支畸形及胎粪性腹膜炎等为导致局部肠管血运障碍的最常见原因。

肠闭锁较为常用病理分型如下:

Ⅰ型即隔膜型。肠管连续,肠腔内有隔膜。肠系膜完整。

Ⅱ型两盲端间有索条相连,肠系膜无缺损。

Ⅲa型两盲端游离,无索条相连,肠系膜呈 V 形缺损。

Ⅲb型两盲端游离,远端肠管呈苹果皮样或螺旋样。

Ⅳ型多节状闭锁。占 10%～15%。可与Ⅰ、Ⅱ、Ⅲ型并存。一般肠管长度减少。

肠狭窄分隔膜型狭窄和短段管状狭窄两种。

【症状】

先天性肠闭锁或肠狭窄主要表现为肠梗阻的症状,其出现时间和轻重取决于梗阻的部位和程度。

## 1.肠闭锁

是完全性梗阻,症状为呕吐、腹胀和便秘。

(1)呕吐:多于出生后第 1 天出现。出现的早晚与闭锁的部位有关。高位肠闭锁呕吐出现早,次数频繁,进行性加重。呕吐物为奶块,多含胆汁,有时为陈旧血性。低位闭锁呕吐出现晚,呕吐物呈粪便样,味臭。

(2)腹胀:腹胀程度与闭锁的部位和就诊时间有关。一般闭锁的位置越高、就诊时间越早,腹胀程度越轻,反之则越重。高位闭锁者腹胀限于上腹部,多不严重,呕吐或胃减压后,腹胀消失或明显减轻。低位闭锁者,全腹膨胀,进行性加重,呕吐或胃减压后,腹胀仍无明显改善。高位肠闭锁时偶在上腹部见胃型或胃蠕动波,低位肠闭锁时常见扩张的肠袢。

(3)无胎粪排出:出生后无正常胎粪排出是肠闭锁的重要表现。有的仅排出少量灰白色或青灰色黏液样物。个别有少量胎粪排出者,可能是孕晚期宫内肠套叠所致肠闭锁的表现。

(4)全身症状:出生后最初几小时全身情况良好。很快表现为躁动不安、拒奶及脱水,常伴吸入性肺炎,全身情况迅速恶化。如肠穿孔,则腹胀更显著,腹壁充血、水肿、发亮,腹壁静脉怒张,肠鸣音消失,并出现呼吸困难、发绀、体温不升及全身中毒症状。

### 2.肠狭窄

临床症状视狭窄的程度而有所不同。少数严重狭窄出生后即有完全性肠梗阻的表现。多数表现为不完全性肠梗阻,反复呕吐奶块及胆汁。出生后有胎粪排出,但量少。腹胀程度视狭窄部位而定。因为是慢性不完全性肠梗阻,所以在腹部常可见肠形和蠕动波,伴有肠鸣音亢进。

【产前检查】

超声表现为小肠梗阻近端肠管扩张,一般孕 25 周以前不明显,扩张的肠管之间相通。不同孕周小肠肠腔内径的正常范围不同,孕 25 周时,肠管内径大于 7mm 时应注意随访,有小肠梗阻可能;扩张肠段肠壁回声增强。部分病例孕晚期可能出现羊水过多。

【出生后治疗】

手术是唯一的有效治疗方法,确诊后应争取早期进行手术。术前禁食、胃肠减压、补液、纠正水和电解质紊乱、改善贫血和营养不良、应用抗生素。术式应根据术中所见型别具体选定。应同时探查有无其他伴发畸形。术后需继续禁食、胃肠减压、补液、应用抗生素和营养支持。肠功能恢复后逐渐恢复饮食。注意保温,保持病室内的温度和湿度稳定,必要时给氧。

【患儿预后】

本病严重威胁患儿生命。随着病因学研究的进展、诊断水平的提高、技术操作的改进、围手术期良好的监护,尤其是肠外营养的应用,存活率有显著提高。预后还与患儿就诊早晚、全身情况、出生体重、是否为早产儿、肠闭锁的类型及部位、有无伴发严重畸形和围手术期的严重并发症(如低体温、肺炎、硬肿症、缺血缺氧性脑病、败血症和腹膜炎等)密切相关。

【妊娠建议】

需完善羊水染色体等检查,定期随访,注意有无胎儿腹腔积液,出生后禁食,立即转至小儿外科就诊。

## 二、肠重复畸形

【病因病理】

### 1.病因

有多种学说,包括:①原肠腔空化障碍学说;②憩室样外袋学说;③脊索-原肠分离障碍学说;④原肠缺血坏死学说。以上学说可以分别解释发生在不同部位、有不同病理表现的病例。

### 2 病理

根据重复畸形的形态可分为囊肿型和管状型两种基本类型。还有学者分为憩室型与多发型。近年还有根据重复畸形肠管与主肠管系膜血运关系提出并列型与系膜内型的分类方法。本症可能并发其他器官和系统畸形,应注意同时做出诊断。由于存在重复畸形所在部位、类型、大小及是否与肠道相通等差别,因此症状各异。绝大多数因并发症而就诊的为婴幼儿。少数无症状,仅在因其他疾病手术或尸检时发现。

【症状】

临床上可分为6个类型。

### 1.肠梗阻型

最常见,由于重复畸形中的分泌物不断增加,体积增大,使肠腔受压或造成堵塞,引起肠梗阻,或因重复畸形的肿块诱发肠套叠,造成肠扭转而形成肠梗阻。患儿有阵发性哭闹、呕吐、便秘及腹胀等。

### 2.出血型

重复畸形内的胃黏膜分泌大量盐酸和消化酶,使囊壁或附近肠壁形成溃疡,以致发生出血。在胃和十二指肠重复畸形时,出现柏油样便。位置较低如回肠末端时,可出现紫红色或果酱色血便,严重者可导致贫血。位于肠系膜内的重复畸形,可压迫肠系膜血管,引起肠出血。胸内重复畸形如与食管相通,有时可发生呕血;而与肺紧密相连时,则可引起支气管溃疡,从而咯血。

### 3.肿块和疼痛型

重复畸形的腔内积聚大量液体,形成腹腔内肿块。由于囊内分泌液体不断增加,因此患儿长期感觉不适或慢性间歇性疼痛。

### 4.压迫型

胸腔内重复畸形的分泌物积聚到一定程度时可压迫心肺等器官,引起气促、发绀、胸部不适及胸痛等症状。严重者可使心肺发生移位。

### 5.肠坏死及腹膜炎型

因重复畸形引起肠扭转、肠套叠或压迫肠系膜血管使血管供血受阻,造成相关肠段的坏死及腹膜炎。

### 6.多发性畸形及多发性重复畸形型

消化道重复畸形和其他消化道畸形同时存在,如肠闭锁、肠旋转不良、Meckel憩室、肛门闭锁及脐膨出等。同时,消化道重复畸形可发生在2个以上的不同部位或伴有其他器官的重复,如双子宫、双阴道、双膀胱、双尿道,甚至双外生殖器官等。

【产前检查】

本病发病率不高,产前检查确诊有一定困难。产前超声检查发现腹腔囊性包块有助于诊断。

【出生后治疗】

(1)因本病常出现严重的并发症,所以诊断后应尽早手术治疗。

(2)根据重复畸形的种类、部位和大小选择不同手术方法,如重复畸形的囊肿切除术、重复畸形与附着肠管一并切除并行肠吻合重建术、重复畸形黏膜剥离术、重复畸形开窗术或间隔切除术及单纯管状重复畸形切除术等。

【患儿预后】

手术治疗效果满意,据报告治愈率可达95%以上。

【妊娠建议】

产前检查发现后,新生儿外科门诊咨询就诊。

## 三、环状胰腺

【病因病理】

一般认为胰腺始基组织增生肥大,并从十二指肠两侧包绕肠壁,融合形成环状胰腺。腹侧始基右叶尖端不游离而固定于十二指肠肠壁,当十二指肠向右后旋转时,与背侧始基相融合形成环状胰腺;或腹侧始基左叶未消失,故两叶包绕十二指肠前后壁,形成环状胰腺。

【病理】

根据胰腺形态和与十二指肠关系可分为环状、钳状和分节状胰腺(图4-4)。

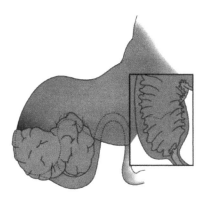

图4-4 环状胰腺示意图

【症状】

主要表现为上消化道完全性或不完全性梗阻。压迫明显者在新生儿期即出现症状。轻者,症状可在婴幼儿期、儿童期,甚至在成人期才出现或终生无症状。母亲常有羊水过多史。半数患儿出生体重<2.5kg。主要症状是呕吐,出现时间视十二指肠梗阻程度而定。完全性梗阻者出生后3d内即出现,呕吐物含胆汁,重者吐咖啡色物。一般出生后有胎粪排出,但排出可持续6~11d,每次量较少而且黏稠。不完全梗阻时,呕吐出现较晚,呈间歇性,呕吐物含有陈旧食物酸臭味。进奶后可有上腹胀满、打嗝、嗳气、胃型、蠕动波及振水音。患儿营养不良和生长发育滞后。年长儿或成人可合并胃和十二指肠消化性溃疡、胰腺炎、阻塞性黄疸

等。体格检查可见上腹胀,有时有胃型及蠕动波,可出现腹腔积液、电解质紊乱、体重下降,合并吸入性肺炎,甚至心力衰竭。

【产前检查】

孕中晚期腹围切面出现典型的"双泡征",为扩张的胃泡及十二指肠上段,两者之间通过幽门管相通。孕 24 周前,十二指肠上段扩张不明显,可以无典型的"双泡征"。孕晚期可能出现羊水过多。

【出生后治疗】

确诊后,首先纠正脱水、电解质紊乱和营养不良,争取早日手术。手术是唯一的治疗方法。手术方式为十二指肠菱形吻合术,吻合口呈菱形,持续开放。手术方法相对简单,符合解剖生理功能。术后继续禁食,应用抗生素、胃肠减压和营养支持。(图 4-5)

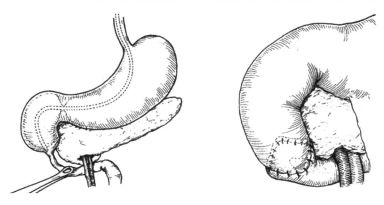

图 4-5　十二指肠菱形吻合术示意图

【患儿预后】

近年来,由于诊断的及时、手术方法的改进和综合管理的进步,治疗效果有了明显进步,绝大部分患儿预后良好。

【妊娠建议】

完善羊水染色体等检查,出生后行上消化道造影,限期手术。

## 四、肠旋转不良

【病因病理】

### 1.病因

胚胎期以肠系膜上动脉为轴心的肠管旋转运动障碍可以导致本病。但具体机制不明。

### 2.病理

肠旋转不良基本病理表现:腹膜束带压迫十二指肠、中肠扭转、空肠上段膜状索带与粘连造成十二指肠及空肠上段梗阻。本病常合并十二指肠闭锁或狭窄、脐膨出和膈疝等其他畸形。

【症状】

### 1.新生儿

主要症状是出生后 3～5d 间断出现胆汁性呕吐。绝大多数胎粪排出正常。呕吐开始后排便量减少或便秘。由于梗阻部位高,加之大量呕吐,因此很少出现腹胀。中肠扭转是肠旋转不良最严重的一种病理类型,发病率为 50％～60％。肠扭转可导致绞窄性肠梗阻,表现为频繁喷射性呕吐咖啡样物或血、腹部高度膨胀、压痛、便血、发热、水和电解质紊乱等。肠扭转、坏死穿孔后,则有明显脱水、电解质紊乱、发热、发绀、皮肤发花、四肢发凉、腹胀、腹壁静脉怒张、腹壁皮肤发红、有指压痕、肠鸣音消失等中毒性休克表现。有时合并黄疸,直接胆红素及间接胆红素均升高。

### 2.婴幼儿及儿童

常表现为间歇性腹痛及胆汁性呕吐。腹部常无明显肠梗阻体征。此时应进行相应的鉴别诊断及影像学检查。

【产前检查】

本病产前诊断较为困难,多为产后发现。

【出生后治疗】

(1)肠旋转不良需手术治疗。Ladd's 手术治疗效果良好。

(2)如果合并腹胀、便血和腹膜刺激征,提示肠扭转,需急诊手术。

(3)术前纠正脱水、电解质紊乱和营养不良。

(4)术后继续禁食、补液、应用抗生素。肠道功能恢复后逐渐恢复饮食。如果发生肠坏死,肠管切除过多致短肠综合征,需长期营养支持。

【患儿预后】

预后受多种因素影响,新生儿期发病者与出生体重,就诊时间,是否合并肺炎、硬肿、中肠扭转及有无伴发其他先天性畸形有关。诊断及时、手术治疗恰当的患儿术后存活率可达 90％以上,患儿的生长发育正常。

【妊娠建议】

产前检查发现肠旋转不良患儿极少。

## 五、Meckel 憩室

【病因病理】

Meckel 憩室系胚胎期卵黄管退化不全所遗留的一种较常见的小肠发育畸形。如果在胚胎第 6 周卵黄管闭塞和吸收过程中发生障碍,则卵黄管退化不全或不退化,将产生各种类型的卵黄管残留畸形。当卵黄管的脐端吸收退化,而肠端未吸收退化或退化不全时,形成 Meckel 憩室。Meckel 憩室的位置多在距回盲部 10～100cm 的末端回肠壁上,按胚胎发生学应在回肠系膜对侧缘上并开口于回肠,形状以圆袋状、圆锥状为多,还可有奶嘴状、分叶状等各种各样的形状。Meckel 憩室可具有独立的系膜,组织学上的憩室壁结构与回肠壁相同,1/4～1/3 憩室壁内有异位组织,以胃黏膜最多见,其次是胰腺组织,偶可见到十二指肠、空肠、结肠或直肠的黏膜组织。异位组织可以是一种,有时也可以是两种同时存在。异位组织是发生憩室并发症的主要原因,在临床上有极其重要的意义。单纯性 Meckel 憩室的存在不致引起症状,有 1/4～1/3的憩室可以因多种病理变化引起严重症状。主要的病理变化有以下几种。

(1)炎症。憩室的急性炎症常见于憩室颈部口径较小或憩室本身发生扭转,致憩室腔有梗阻的情况。炎症时因憩室腔内压力过高,导致憩室的坏死和穿孔,引起腹膜炎。因憩室较为游离,憩室坏死穿孔时炎症局限化的可能较小,所以较阑尾穿孔更为严重。

(2)溃疡。憩室壁内的异位胃黏膜组织具有分泌胃酸和胃蛋白酶的作用,不断刺激憩室黏膜而发生消化性溃疡,引起出血或穿孔等症状。因为溃疡常发生于憩室基底的回肠黏膜上,所以慢性溃疡可导致回肠的瘢痕性狭窄及梗阻。

(3)粘连梗阻。憩室顶端原有连到脐部的索状纤维带可能未吸收消失,或者憩室周围因炎症而产生新的粘连,可形成以下病变:①一段肠袢可在血管系膜纤维带所形成的孔道下穿过,形成内疝。②系膜血管纤维带直接压迫其邻近的肠袢。③粘连牵拉过紧引起肠袢过于屈曲成锐角。④肠袢偶尔可沿憩室长轴扭转。以上结果都可以引起肠梗阻。

(4)套叠。底部宽敞的憩室可向内翻入回肠腔,成为套叠的起始点。憩室本身有病变,也可引起套叠。

(5)结扣。细长的憩室可以盘绕小肠,自身形成结扣,引起肠梗阻。

(6)扭转。大的囊状憩室底部具有蒂柄样结构,可发生自身扭转。

(7)其他病变。如异物、肿瘤、结石等均有可能发生,但在临床上较罕见。

【症状】

Meckel 憩室不论性质如何,临床表现均以炎症、溃疡或小肠梗阻为主。憩室炎的临床症状与急性阑尾炎颇相似,主要表现为右下腹疼痛、恶心、呕吐、发热及白细胞计数升高的炎症反应。腹部检查可发现右下腹靠脐旁压痛、反跳痛及腹肌紧张,易误诊为阑尾炎。

【产前检查】

产前检查发现极少。

【出生后治疗】

存在各种憩室并发症时必须手术治疗,而且绝大多数是在急诊情况下手术,多属探查性质。在实际工作中鉴别诊断对治疗的意义不大,因为这些情况大多都需要手术。重要的是在手术时发现不符合临床诊断(如诊断为急性阑尾炎而术中阑尾正常)时,务必仔细检查回肠末端,以确定有无 Meckel 憩室病变。否则致病原因未被发现而继续发展,会造成严重后果。

对腹部手术中偶然发现的无症状的 Meckel 憩室是否需切除,现在大多数人都主张切除。因为肉眼无法正确判断憩室内是否存在异位黏膜组织,而且多数憩室并发症发生在幼小儿,诊断较困难,所以只要患儿全身及局部情况允许即应切除憩室。

憩室切除术按以下原则进行。

(1)注意应将憩室全部切除,通常以宽大的 V 形切除憩室,系膜侧肠壁可完整保留。仔细检查切除标本,若标本上有出血、溃疡病变,可缝合。否则会在颈部、基底部遗留病变或异位组织,可引起并发症再发。

(2)切除憩室后应严格按斜行或横行缝合原则进行缝合,以免造成肠腔狭窄。情况允许时可将阑尾一并切除。

(3)回肠切除吻合术。以下情形应施行回肠切除吻合术:①憩室病变已累及回肠壁。②憩室基底部穿孔或基底部有明显炎症、水肿。③憩室及相应的回肠发生坏死时。④有时憩室引起肠套叠或肠扭转,虽无肠坏死,但肠管已有明显损伤。⑤憩室基底部异常宽大或直径超过肠腔。⑥如果肠坏死广泛或有不可逆的肠管损伤,原则上应行肠切除一期吻合,而不行肠外置术。

(4)腹腔镜下 Meckel 憩室切除术近年来已普遍应用于小儿外科。

【患儿预后】

憩室并发症手术后死亡率为 5% 左右。降低死亡率的关键是能否掌握憩室并发症的特征,及时进行手术治疗。并发绞窄性肠梗阻、憩室穿孔,并且较晚才确诊的婴幼儿死亡率较高。因此在处理婴幼儿急腹症时,应时刻想到憩室并发症的可能。

【妊娠建议】

产前检查常无异常发现。

## 六、胎粪性腹膜炎

【病因病理】

### 1.病因

某些导致胎儿期肠梗阻及肠壁血液循环障碍的疾病,造成胎儿 4～5 个月后发生肠穿孔,即可引起胎粪外溢而发病。

### 2 病理

胎粪在腹膜腔内引起大量纤维素渗出,致肠管广泛性粘连。穿孔周围的胎粪因钙质沉着形成团块,部分堵塞肠管。如穿孔在产前未愈合,产后大量细菌进入,继发细菌性炎症,更加重肠粘连,同时形成局部或游离气腹。

【症状】

(1)大多于出生后数日内发病。主要症状为呕吐、腹胀和便秘。呕吐和腹胀出现的时间与肠粘连的严重程度及粘连部位高低有关。出生后可无或仅排出少量胎粪。患儿一般状况差,体温偏低。常因继发严重感染,早期合并败血症和(或)严重营养不良,预后险恶。

(2)根据病理改变不同,结合临床表现可分为肠梗阻型和腹膜炎型两种。①肠梗阻型:常见于婴儿期。发病时呕吐频繁、腹胀明显且逐渐加重。大便少或无。梗阻可表现为完全性和不完全性,梗阻部位也可高可低,但多见于回肠远端。②腹膜炎型:多于出生后数日内发病。呕吐频繁、腹胀较明显。常见腹壁发亮、静脉怒张、腹壁水肿,甚至波及外阴部。腹部压痛、叩诊鼓音、可有移动性浊音。肠鸣音多减弱或消失。如肠管穿孔较大或多处,出生后早期大量气体进入腹腔,致严重腹胀、横膈明显上移和呼吸困难。腹部叩诊鼓音,有时张力较高。此种临床表现有人称为自由气腹型。

(3)此外,偶有在腹部 X 线检查中发现钙化影而无临床症状,无须处理。

【产前检查】

肠梗阻,肠管扩张,一旦发生肠穿孔,肠管扩张消失,腹腔内出现游离液体。腹腔积液不明显时,腹腔内肠管、大网膜粘连形成强回声的团块,内部回声不均匀。在盆腹腔内,肠管表面、肝脏表面甚至膈肌表面见弥漫性散在粗大斑块状强回声。腹腔内游离液体形成包裹性积液,表现为形态不规则的假性囊肿。

【出生后治疗】

应根据临床症状和分型区别处理。首先应即刻采用非手术方法处理,如禁食、胃肠减压、输液、纠正酸碱失衡和静脉应用抗生素等。同时,严密观察病情,必要时复查腹部 X 线。如有气腹、腹膜炎和(或)完全性肠梗阻时应积极准备、尽早手术治疗。大量气腹时应先腹腔穿刺减压,缓解呼吸困难。腹膜炎者手术以腹腔引流为主。如能找到穿孔处,应争取缝合或肠切除吻合。对肠梗阻型,不能保守或保守治疗无效时也应及早手术。手术上应仅单纯分离和松解梗阻部位的粘连索带,解除梗阻即可,不宜广泛剥离,与肠管梗阻无关的钙化块不应剥除,以免损伤肠管。(图 4-6、图 4-7)

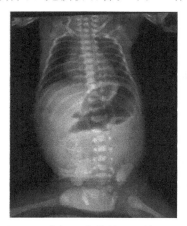

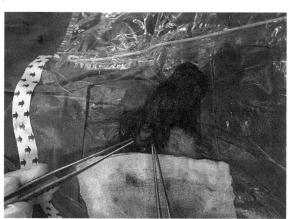

图 4-6 腹部 X 线片提示肠管扩张,
肠梗阻;右下腹可见钙化影

图 4-7 术中所见肠穿孔,肠内容物外溢

【患儿预后】

因病变复杂病死率较高,近年来有所下降。诊治关键点在于产前精准诊断,围生期监护,新生儿内科及外科医生、产科医生密切配合,肠粘连与钙化数年后可能被吸收。

【妊娠建议】

需完善羊水染色体等检查,出生后禁食,转小儿外科治疗。

## 七、胎粪性肠梗阻

【病因病理】

胎粪性肠梗阻又称为胎粪栓综合征或黏滞病,是胰腺囊性纤维性变引起黏液稠厚,在肠腔内的胎粪黏稠不易排出而形成肠梗阻。现已知胎粪性肠梗阻是一种常染色体隐性遗传病,多有家族史。本病的特征:①胰腺腺泡萎缩、功能减退,胰管显著扩大,内皮细胞扁平,管腔内充满嗜酸性物质,腺泡间结缔组织显著增加。②胰液减少,胰酶含量及活性均降低。③消化系统和呼吸系统的分泌腺呈杯状,分泌液稠厚,量减少。④主要受累的器官为胰、肺、汗腺和肠管。⑤在胎儿期就有上述的分泌异常。

【症状】

胎粪性肠梗阻是黏稠而坚实的胎粪在回肠下段阻塞,形成的机械性梗阻。胎粪在小肠中段尚属稀薄,下行至回肠下段则呈黑棕色、黏稠,酷似油灰,与肠壁紧密相连,不易排出。用免疫扩散法测定胎粪中异常蛋白,含量明显增加。胎粪性肠梗阻是引起胎粪性腹膜炎的病因之一。在胎粪性肠梗阻近端,扩张的回肠或结肠均可发生穿孔,因肠穿孔发生时间不同,临床表现亦不同。

【产前检查】

孕晚期肠管扩张,扩张的肠管内可见回声增强的胎粪。

【出生后治疗】

### 1.非手术治疗

对多数单纯型胎粪性肠梗阻可采用非手术治疗,采用高渗的放射线对比剂灌肠。灌肠前准备与手术前准备相同,注意纠正脱水、酸中毒,应予补液、禁食,置胃肠减压管。广泛采用的灌肠剂为泛影葡胺复合剂,渗透压为1400mOsm/L,可稀释黏稠的胎粪,也可刺激肠蠕动,使胎粪软化而排出。

### 2.手术治疗

(1)手术指征:①非手术疗法无效者。②有肠穿孔、肠坏死、腹膜炎等并发症。③伴有肠闭锁、胆道闭锁等复杂畸形。

(2)术式选择:在术中于梗阻远端用泛影葡胺灌肠液将胎粪稀释后排出,梗阻缓解,在灌肠后行肠造瘘术,以防再次梗阻。肠造瘘术有以下几种:①回肠双口造瘘术。②回肠单口造瘘术。③Bishop-Koop手术。多数人主张用Bishop-Koop手术,即切除过分扩张和疑有功能不良的肠段,把远端回肠提出腹壁造口,把近端回肠吻合在远端肠壁的侧壁上。近端肠内容物经吻合口进入远端肠管,再经远端肠管的造口排出,还可经远端造口插管注入生理盐水或泛影葡胺灌肠液,使胎粪排出。术后6周闭合瘘口。

【患儿预后】

远期疗效取决于有无囊性纤维性变、有无严重的伴发畸形及败血症等诸多因素。如原发病为囊性纤维性变,患儿因长期吸收不良,营养失调,肠内容物稠厚,反复出现梗阻或因肺部并发症致死。不伴囊性纤维性变的胎粪性肠梗阻远期疗效尚较满意。

【妊娠建议】

需完善羊水染色体等检查,出生后禁食,转小儿外科治疗。

# 第五节　直肠肛管疾病

## 先天性肛门直肠畸形

【病因病理】

先天性肛门直肠畸形是小儿最常见的消化道畸形,各个地区的发病率可能不尽相同,世界范围内的平均发病率约为1/5000。男女的发病率大致相等,男性稍多。肛门直肠畸形的病因尚不清楚,胚胎早期发育中泄殖腔分隔为尾肠和尿生殖窦,此过程受阻将导致肛门闭锁、尿生殖窦与直肠肛管之间的异常交通,形成高位和中位的畸形。如果肛门后移过程受阻及会阴发育障碍则形成低位畸形。小儿排便功能主要由盆底横纹肌复合体控制。肛门直肠畸形患儿盆底横纹肌复合体发育也不完全相同,畸形位置越高,发育越差。近年来的研究显示,肛门直肠畸形除肌肉发育异常外,肛周、盆底和骶髓神经发育异常是重要的病理改变。畸形位置越高,脊髓运动神经元和感觉神经元数量减少、体积变小。腰骶椎畸形越明显,骶神经发育异常越重。

【症状】

先天性肛门直肠畸形病理类型较多,临床表现各异。绝大多数肛门直肠畸形在出生时即被发现,表现为正常肛门位置没有肛门开口,特别是婴儿出生后24h不排胎便,应想到肛门直肠畸形可能,及时检查会阴部有无肛门或异常瘘口。如未能早期发现,表现为饮奶后呕吐,吐出物含有胆汁,甚至粪样物,腹胀进行性加重,包括会阴瘘和前庭瘘等瘘管较粗者,出生后一段时间内不出现急性肠梗阻症状,而在数月甚至几年后出现排便困难,腹部膨胀,有时在下腹部可触到巨大粪块,提示有继发性巨结肠改变。肛门直肠畸形可发生在所有性别中。男婴临床表现为肛门开口存在或肛门处无孔,但皮肤稍凹陷,色泽较深,哭吵时有略向外膨出现象;或有时见到会阴部小孔并溢出胎粪;或正常肛门开口位置至阴茎根部中线见到直肠皮肤瘘管,有类似针尖样小孔并有胎粪溢出,大多情况下提示低位肛门闭锁畸形;或显微镜检查发现存在鳞状上皮细胞,则为直肠尿道瘘和直肠膀胱瘘,低位畸形的可能性不大;如果尿液全程均明显见到胎粪,则直肠膀胱瘘可能性较大。在女婴中直肠前庭瘘较阴道瘘多见。瘘孔开口于阴道前庭舟状窝部,故也称舟状窝瘘。瘘孔较大,婴儿早期通过瘘孔基本能维持正常排便,婴儿能正常发育,甚至较大儿童也能正常排便,仅在稀便时有失禁现象。如直肠前庭瘘的瘘口很窄,则临床表现与开口于外阴部的各种低位畸形相似。然而通过瘘口插入探针时,探针向头侧走行而非背侧。婴儿期因经常有粪便流出,如护理不周,阴道前庭部经常有粪便,可引起阴道炎或上行性感染。(图 4-8、图 4-9)

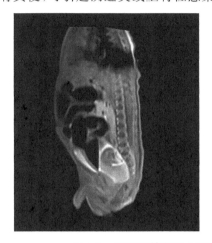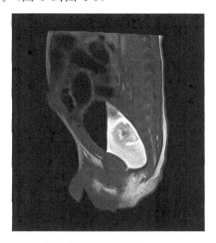

图 4-8 肛门闭锁新生儿磁共振提示直肠盲端与尿路相通

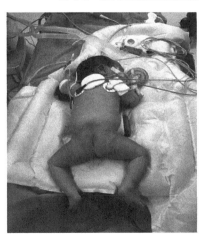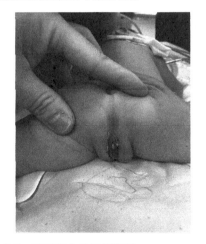

图 4-9 肛门闭锁新生儿术中体位,肛隐窝未见肛门开口

【产前检查】

产前超声检查时发现胎儿直肠扩张、阴道积液及其他相关畸形如肾缺如、脊椎异常、骨骼异常等,均提示胎儿可能存在肛门直肠畸形。

【出生后治疗】

各种类型的肛门直肠畸形在治疗上存在着诸多的争议,高位肛门直肠畸形可考虑选择腹腔镜辅助肛门成形术,中位畸形选择后矢状入路手术有着明显的优势,低位畸形选择经会阴手术方法能够有效地达到手术目的,同时降低了手术创伤和严重并发症的发生率。

【患儿预后】

肛门直肠畸形术后约 1/3 的患儿有并发症,多发生中高位肛门闭锁,部分可能产生远期肠功能和膀胱功能控制方面的影响。

【妊娠建议】

产前需完善染色体相关检查,出生后转小儿外科治疗。

# 第六节　腹　壁　疾　病

## 一、脐膨出

【病因病理】

脐膨出是一种先天性腹壁发育不全,在脐带周围发生缺损,腹腔内脏脱出体腔外的畸形。脐膨出是脐部腹壁发育缺陷的一种先天性畸形,是胚胎体腔关闭过程停顿所致的。胚胎期,背轴增长较快,开放的脐带腔周围腹壁向中央折,由外周向中央紧缩,其中可区别 4 个襞:①头襞,它的体层将形成胸壁、上腹壁和横膈。②尾,其体层包括尿囊将构成下腹壁和膀胱。③2 个侧襞发展成侧面的腹壁。这四个襞的中央汇合部或顶尖部形成将来的脐环。如果胚胎受到某种因素影响,抑制或延缓胚体的关闭过程,哪个襞的发育受到限制,就可以产生相应部位脏器突出的畸形。如头襞发育缺陷可发生脐膨出、胸骨缺损、异位心、膈疝;尾襞发育缺陷可发生脐膨出、膀胱外翻、小肠膀胱裂;侧襞发育缺陷可发生脐膨出。

【症状】

### 1.小型脐膨出

腹壁缺损环直径在 5cm 以下,脐膨出如苹果、橘子大小,甚至更小,囊内大多只含小肠,有时有部分横结肠。由于膨出部的直径总是超过腹壁缺损的直径,因此外表呈蒂状,疝囊有一颈部。在出生时即可发现,因此不易漏诊。脐膨出囊的大小在一定范围内取决于囊内的肠祥扩张程度,在出生时囊可以很小,一旦婴儿开始吞咽气体,肠腔扩张,囊可以迅速增大。

### 2.巨型脐膨出

腹壁缺损环直径超过 5cm,膨出部直径经常较缺损环直径大,在腹中央可见成人拳头大的肿物。囊的内容物除小肠、结肠外,还可见到肝脏、脾、胰腺、膀胱等。开始囊呈半透明,柔软,出生后几小时囊膜变成不透明。24h 后囊膜逐渐混浊,变得脆弱,最后坏死。这是因为血液供应缺乏和接触空气后变得干燥。如未及时处理,囊膜可在几天内出现裂缝,引起腹腔感染、大的破裂,可引起腹腔内脏器脱出,有导致婴儿死亡的可能。在宫内发生囊膜破裂者,出生时肠管悬挂在腹壁之外,有广泛水肿,呈暗红色,并覆盖着许多胎粪色的纤维素,肠的外观类似腹裂。根据腹壁缺损位于脐中心点可与腹裂相鉴别,也可通过识别囊或囊的残余部分与腹裂相鉴别。

【产前检查】

生理性肠疝出现在孕 11 周以前,孕 12 周以前不诊断脐膨出。前腹壁正中脐孔处可见一向外突出的包块,膨出物可大可小,小的仅有肠管膨出,大的膨出除了肠管以外,还有肝脏等,有时可合并腹腔积液及羊水过多。膨出物表面有膜覆盖,脐带位于包块表面。

【产前处理】

(1)羊膜腔穿刺染色体核型检查可以较好诊断腹裂和脐膨出是否合并其他致死的畸形。由于腹裂中非整倍体畸形发病率低,因此核型分析对脐膨出相关畸形诊断的正确率较腹裂高。

(2)对于合并致死畸形的病例是否提前终止妊娠,需要结合医疗、伦理等各方面的因素来决定。

(3)向家属详细介绍治疗小组的所有成员以及本病的主要临床症状、病理生理、潜在的并发症等情况,坚持产前每 2 个月随访 1 次。

(4)关于腹裂和脐膨出的处理方式,目前仍存在争论。腹裂常常一期缝合,术后辅助通气呼吸显著减少,趋向较早肠道喂养,促进排便。脐膨出患儿的发病率和死亡率与先天性畸形相关。巨大的脐膨出与难产的发生有关,为了保护内脏和羊膜腔完整,不受污染,应选择剖宫产。

(5)脐膨出患儿提早分娩可以使子宫内的扩张程度得到改善。而腹裂患儿剖宫产与自然分娩相比,前者没有太多优势。

【出生后治疗】

(1)小型脐膨出:腹壁缺损直径小于 4cm,突出的囊腔不太大,其中不含肝脏,这种病例一次完成腹壁修补术多无困难,治愈率较高。

(2)巨型脐膨出:囊内含肝脏,一期修补术较困难,死亡率较高。因此,可采用合成纤维如含硅塑料膜、涤纶膜包裹膨出部,采用分期整复修补术或保守疗法。(图 4-10、图 4-11)

(3)囊膜破裂者一律急诊手术治疗。

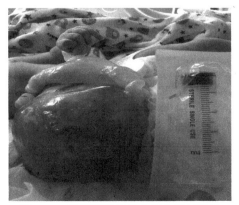

图 4-10　巨型脐膨出患儿出生当天照片

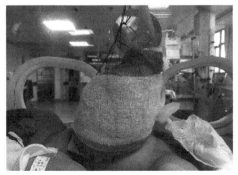

图 4-11　巨型脐膨出患儿出生后外固定＋悬吊牵引

【患儿预后】

预后与病变类型及手术水平关系密切,小型脐膨出治愈率高,巨型脐膨出目前存活率尚未达到50%。此外,患儿就诊早晚、出生体重、有无伴发严重畸形及并发症也是影响预后的重要因素。

【妊娠建议】

完善羊水染色体等检查,定期产检,出生后转小儿外科就诊。

## 二、腹裂

【病因病理】

病理表现与脐膨出有所不同。本病均发生在脐旁,右侧占80%。脱出的脏器表面无囊膜覆盖,因胚胎期羊水浸泡,所以肠壁水肿、肥厚,肠袢间严重粘连,肠管明显短缩,多伴有肠旋转不良及Meckel憩室。

【症状】

出生后即见腹壁有纵向裂口,长2~3cm,绝大多数位于脐带右侧。胃肠经裂口突出于腹腔外,胃、小肠和结肠肠壁水肿、增厚,肠袢严重粘连,可有胶冻样物质附着。肠管较短。腹腔容量小。

【产前检查】

脐带根部的右侧可见腹壁连续性中断,脐带与腹壁入口位置正常。肠管等腹腔脏器位于腹壁外侧,漂浮于羊水中,表面无羊膜覆盖。孕晚期可能出现肠管扩张、肠壁水肿增厚、肠梗阻、肠系膜血管梗阻、肠壁坏死等穿孔并发症。

【出生后治疗】

出生后立即将肠管用生理盐水纱布及凡士林纱布覆盖。静脉应用广谱抗生素。禁食并胃肠减压。可行一期修补术或分期腹壁修补术。

【患儿预后】

因早期合并腹膜炎和败血症,病死率曾高达50%以上,但近年来治疗效果有所提高。

【妊娠建议】

染色体异常及遗传综合征风险不增加,定期产检,出生后立即转小儿外科治疗。

(丁峰)

# 第五章 泌尿生殖系统结构畸形

## 第一节 泌尿生殖系统正常结构及功能

泌尿生殖系统包括所有泌尿器官和生殖器官。泌尿器官的主要功能是排泄,生殖器官为繁衍种族的器官。

### 一、泌尿系统

泌尿系统是人体代谢产物的主要排泄系统,对维持机体内环境的相对稳定起重要作用,还可产生促细胞生成素、肾素等物质。其中肾脏产生尿液,输尿管运输尿液,膀胱储存尿液,尿道排尿。

#### (一)肾脏

肾脏是实质性器官,左右各一。可分为上下两端、内外侧缘和前后两面。肾位于腹后壁上部,脊柱的两侧。肾筋膜包在肾、肾上腺以及周围脂肪囊的外面,由腹膜外组织发育而来。肾脂肪囊是包在纤维膜外面的脂肪层。肾纤维膜由致密结缔组织构成,直接包在肾表面,易于剥离。肾门是肾的内侧缘中部凹陷处,是肾动静脉、神经、淋巴管和肾盂出入的部位。肾蒂是进出肾门的肾动静脉、神经、淋巴管和肾盂被结缔组织包裹形成的结构。肾窦是肾门深入到肾实质之间的较大腔隙,内有肾动静脉的主要分支和属支、肾小盏、肾大盏、肾盂、脂肪组织等。

肾实质可分为表层的肾皮质和深层的肾髓质。肾皮质由肾小体及肾小管组成。肾髓质由 15～20 个圆锥形的肾锥体构成,2～3 个肾锥体合并形成肾乳头突入肾小盏,2～3 个肾小盏合成一个肾大盏,2～3 个肾大盏汇合形成一个肾盂。

#### (二)输尿管

输尿管位于腹后壁腹膜深面,为成对细长肌性管道,能节律性地蠕动。男性输尿管平均长度为 26.5cm,女性为 25.9cm,管径为 0.5～0.7cm。输尿管全长分为腹段、盆段及壁内段三段。输尿管包括三处生理性狭窄,分别为肾盂输尿管移行处、与髂血管交叉处及壁内段。

#### (三)膀胱

膀胱是储存尿液的肌性囊性器官,其形态、大小、位置和壁的厚度随尿液充盈程度而异。空虚的膀胱呈三棱锥形,分尖、体、底和颈四部。

### 二、生殖系统

生殖系统的主要功能是繁衍后代和形成并保持第二性征。男女性生殖系统均包括内生殖器和外生殖器两部分。男性内生殖器由生殖腺(睾丸)、输精管道(附睾、输精管、射精管和尿道)和附属腺组成。男性尿道具有排尿和排精的功能,起自膀胱的尿道内口,止于阴茎头的尿道外口。男性外生殖器为阴囊和阴茎。女性内生殖器包括生殖腺(卵巢)、生殖管道(输卵管、子宫和阴道)以及附属腺。女性尿道较男性短,长 3～5cm,宽而直,仅有排尿功能。

# 第二节　肾、输尿管疾病

## 一、先天性肾积水

先天性肾积水是小儿较常见的泌尿系统畸形,是指先天性肾盂输尿管连接部梗阻所致的肾积水。先天性肾积水的发病率为1/1000。发病率上,男性＞女性,左侧＞右侧,双侧也不少见,也可发生于孤立肾。

【病因】

肾盂输尿管连接处狭窄最多见,为85%～90%。正常情况下,输尿管起始部位于肾盂的最低处,以利于尿液引流。若输尿管位置高,形成折角或有活瓣作用,尿液引流不畅,造成肾积水。

【临床表现】

### 1.腹部肿块

可一侧,可双侧,大小不等,界清,光滑,囊性,时大时小。

### 2.腰腹部疼痛

因肾脏扩大,包膜牵拉,呈钝痛。大量引水后,可诱发腹痛,可能绞痛。

### 3.血尿

肉眼血尿少见,镜下血尿多见。

### 4.泌尿系统感染

发热,脓尿。但尿常规可能正常。肾穿刺抽出脓尿。

### 5.胃肠道功能紊乱

恶心,呕吐,为腹膜后包块刺激所致。

### 6.双肾积水,孤立肾积水

严重者晚期可出现氮质血症。

### 7.肾破裂

多为外伤所致。

【产前检查】

对于孕期发现的胎儿肾积水,利用超声技术定期随访观察是一种方便、无创、灵敏和准确的方式,是适时指导临床进行手术干预的有效工具。一般来说,要对肾积水的深度准确测量,同时观察肾脏的大小、肾实质有无变薄,动态观察膀胱充盈情况及羊水量,综合分析,定期复查,避免不必要的引产给孕妇带来痛苦。

【出生后辅助检查】

### 1.超声

无损伤性,同时可分辨出积水的程度,测肾实质的厚度等。

### 2.静脉尿路造影

正常情况下 3～7min 显影,肾积水时随积水程度的加重,可能显影迟延。形态上有几种表现形式。

(1)轻度积水,肾盏扩张,杯口消失。

(2)肾盏呈串珠样改变或棉团状改变。

(3)肾盂肾盏明显扩张。

(4)显影极慢或不显影。

### 3.核素检查

(1)放射性核动态显像。

(2)同位素肾图和利尿同位素肾图。

【治疗】

凡是明确诊断(肾盂输尿管交界部狭窄)肾积水,并可见明显积水者均应手术。手术目的:消除梗阻,尽量保留肾功能。除患肾失去功能、脓肾外,均应保留肾功能。最佳方式:离断式肾盂输尿管成形术。双侧者,条件允许时可同时手术。对轻度肾积水(B 超示集合系统分离1～1.5cm),定期随诊,如有加重趋势,行手术治疗。产前 B 超发现肾积水,出生后复查 B 超,对明显积水应及早手术,对轻度积水随诊,一部分会自然痊愈,一部分加重者再次手术。(图 5-1)

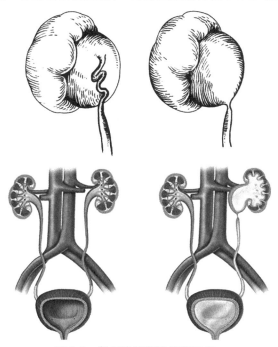

图 5-1　肾盂输尿管连接部狭窄

【妊娠建议】

(1)如产前检查提示双侧重度肾积水或合并多囊肾、囊性肾发育不良,可以考虑终止妊娠。

(2)通常不需要胎儿期干预。孕期羊水过多造成孕妇出现临床症状或早产的需要及时处理,在保证孕妇安全的情况下,尽量延长胎儿孕周。适时抽羊水羊膜腔减压、使用激素促胎肺成熟都是可选项。

(3)推荐孕妇在有高危产科、新生儿科和小儿外科手术支持能力的专科医院分娩。

(4)分娩方式以临产时条件及产科医生意见为主。

## 二、肾及输尿管重复畸形

肾及输尿管重复畸形是泌尿系统常见的先天性畸形。肾及输尿管重复畸形可以是单侧,亦可以是双侧。单侧较双侧者多,右侧较左侧多 4 倍,女性较男性多。从总的统计数字来看,肾及输尿管重复畸形绝非一种少见的先天性畸形。另有统计数字指出,女性的完全与不完全的重复畸形发生率大致相等;但男性则大多数为不完全的重复畸形。

【病因】

在胚胎第 6 周时,中肾管末端通入泄殖腔处,向背侧突出一小的盲管,称为输尿管芽。输尿管芽迅速成长,其顶端为原始的生肾组织所包围,状如蚕豆。输尿管芽发育成肾盂,分支形成肾盏,再分支形成肾小盏、集合管。如分支过早,则形成重复输尿管畸形。分支的高低及多少,可决定形成完全或不完全,双重或多支输尿管畸形。重复输尿管常伴发重复肾脏。重复肾脏多数结合成为一体,有一共同被膜,表面有一浅沟,但肾盂、输尿管及血管各自分开。重复肾脏完全分开者非常少见。

【妊娠建议】

重复肾脏常结合为一体,较正常肾脏大,两肾常上下排列,少有左右或前后排列,亦少有完全分开。上下两肾中常上肾较小,仅有一个肾盏,而下肾较大,常具有两个肾盏。如与其相连接的输尿管为完全的双重输尿管,则与下段肾相连的输尿管常在输尿管口正常位置入膀胱;而上段肾则在较正常输尿管入膀胱位置的下方膀胱三角区入膀胱,或在男性中于后尿道、精阜、精囊处开口,在女性中则可于尿道、前庭、阴道等处开口。说明与上段肾相连的输尿管走行更长。Weigert-Meyor 定律就说明了这种关系。看起来似乎是下段的肾脏属于正常的肾脏,而上段的肾脏属于异常或多余的肾脏。上段的肾脏形态常不正常,且常有积水、结石、结核等合并症,据统计约 50%有合并症,且功能有异常;而下段的肾脏不论在形态还是功能方面,都符合一个正常肾脏的条件。

【产前检查】

对于孕期发现的胎儿肾及输尿管重复畸形,利用超声技术进行定期随访观察是一种方便、无创、灵敏和准确的方式,另外胎儿核磁共振检查也可明确诊断。

【出生后诊断】

目前多采用肾盂造影检查或者泌尿系统 CT 三维重建来辅助诊断。能进行插管做逆行造影时,尽量使用逆行肾盂造影,如插管受到限制而检查结果不满意时,可改做静脉肾盂造影。也可直接行 CT 检查以明确诊断(图 5-2)。

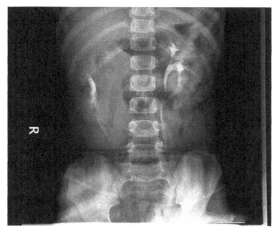

图 5-2　泌尿系统造影

【临床表现】

(1)不完全的重复输尿管畸形或完全的重复输尿管畸形,输尿管均开口于膀胱内,且没有合并症。这类患者完全没有临床症状,只有在进行泌尿系统全面检查时才被发现。此类约占 60%。

(2)重复肾伴有合并症,出现肾盂肾炎、肾结石、结核、肿瘤、积水等症状表现而进行泌尿系统全面检查时发现。

(3)为完全的双重输尿管畸形,输尿管开口于外阴前庭、阴道等处。患者自幼年就有遗尿史,夜晚尿湿床铺,白天也经常短裤不干,但患者又有正常的排尿活动。如有此病史,仔细检查外阴,常能见异常输尿管开口。即使找不到异常输尿管开口,静脉肾盂造影亦常能证实此类先天性畸形。

【治疗方法】

(1)对于上述第一情况,不须任何特殊治疗。

(2)对于第二种情况,由于有明显的合并症,行上段肾(有合并症的肾段)切除。由于重复肾有各自的血液供给,因此切除时远较一般肾部分切除易于处理。

(3)对于第三种情况,如其有合并症,则于腰部行肾段切除术;如无合并症,仅是尿失禁问题,则于下腹部手术,将异常的输尿管移位于膀胱内即可。

【妊娠建议】

(1)通常不需要胎儿期干预。孕期羊水过多造成孕妇出现临床症状或早产的需要及时处理,在保证孕妇安全的情况下,尽量延长胎儿孕周。适时抽羊水羊膜腔减压、使用激素促胎肺成熟都是可选项。

(2)推荐孕妇在有高危产科、新生儿科和小儿外科手术支持能力的专科医院分娩。

(3)分娩方式以临产时条件及产科医生意见为主,对胎儿该疾患并无预后影响。

### 三、输尿管发育不全或缺如

输尿管发育不全或缺如是输尿管芽发育不足导致的,同侧肾也发育不全,同侧膀胱三角区发育不全或缺如,表现为输尿管口完全闭锁,仅为一凹陷,输尿管被纤维条索替代,但也可正常或发育不良,终于盲段或连接一纤维条索,上面冠以发育异常的残肾。

**【病因病理】**

胚胎第 4 周时,输尿管芽从中肾管的弯曲处发出,迅速生长,穿入后肾胚基,以后生成输尿管、肾盂、肾盏等肾脏集合系统的各部分。输尿管的远端为共同排泄管道,于胚胎第 8 周逐步吸收,形成泄殖腔的一部分,形成尿生殖窦,此时输尿管与中肾管相互独立地与尿生殖窦相连。胚胎第 12 周时,输尿管头端迁移而中肾管则相对向尾端方向移动,以后再后尿道开口。中肾管与尿生殖窦相连处为将来膀胱颈的位置,排泄管与尿生殖腔汇合后形成膀胱三角区。在此过程中输尿管芽发育不全或不发育就会导致输尿管发育不全或者缺如症状。

**【临床表现】**

大部分患者无症状,残肾发生感染时,可出现发热、寒战等全身感染症状,严重时可形成脓肾。

**【诊断】**

输尿管发育不全的患者发病年龄小,起病隐匿,往往在出现并发症后才确定临床诊断。其早期诊断主要依靠 B 超检查。对于梗阻性肾积水,B 超诊断的敏感性极高,但特异性不强。

**【治疗】**

单侧输尿管发育不全晚期的治疗为单侧肾输尿管切除术。但对肾脏仍有功能的患者、输尿管条件较好的患者,可行输尿管末端切除＋输尿管膀胱再吻合术,或者行肠管代输尿管术,术后仍要注意感染和动力差的情况。双侧输尿管发育不全罕见,仅在尸体解剖中发现。

**【预后】**

输尿管发育不全患儿预后较好,只要对侧肾功能正常,可维持正常日常生活代谢需要。但需要注意的是出现肾积水、尿路感染等并发症时,如果不积极治疗,可能损害肾功能,进而影响患者生活质量。

**【妊娠建议】**

(1)输尿管发育不全胎儿期超声表现为肾发育不良伴积水、输尿管盲端以上输尿管扩张,或仅表现为肾积水。

(2)一旦发现有肾积水、输尿管扩张等情况,需要警惕输尿管发育不全的情况。

(3)定期复查超声,监测疾病发展情况,产后如发现疾病进展,尽早采取干预措施。

(4)通常不需要胎儿期干预。不影响分娩方式,以产科医生意见为主。

### 四、输尿管开口异位

正常情况下输尿管开口于膀胱三角区两上侧角,若输尿管开口于正常位置以外的部位,则称为输尿管开口异位,异位输尿管可开口于泌尿系统或者生殖管道。男性异位输尿管多开口于尿道前列腺部,约占1/2,在外括约肌近侧,故无尿失禁症状,位于精囊者约1/3,其他可位于输精管或者射精管、附睾。输尿管开口异位于直肠者很罕见。

女性异位输尿管开口于前庭的尿道口附近者约占1/3,开口于阴道者占25%,开口于宫颈及子宫罕见(<5%)。Stephens将女性尿道分为上部尿道内括约肌带及下部尿道外括约肌带。如异位开口于尿道内括约肌带区,则可能有梗阻但无尿失禁;如异位开口于尿道远端,则以尿失禁为主要症状,可能有梗阻。有报道异位输尿管开口于前庭或远端尿道而无尿失禁者,可能与异位输尿管开口经过一部分尿道外括约肌有关,只有排尿时才有尿液流出。至青春期或妊娠时,伴随括约肌的肌力减弱而发生迟发尿失禁。

【病因病理】

在胚胎生长发育过程中,泌尿系统的器官发育出现一些偏差,导致输尿管的开口不在正常的位置上。重复肾、双重输尿管的人群更容易患有该病。在胚胎第4周,中肾管下段突出的输尿管芽迅速生长形成输尿管,其远端发育成肾盂、肾盏和集合管。异常时,中肾管还发出副尿管芽,与正常输尿管芽并列上升,不仅形成双输尿管畸形,而且中肾管下部还形成膀胱的一部分及衍变为男性的尿道、精囊、射精管和女性的部分尿道、前庭、阴道、子宫等,所以重复输尿管就可开口于上述器官。男性前尿道是由泌尿生殖窦发育而成的,故男性输尿管异位不会开口于尿道外括约肌,因此无尿失禁症状。

【临床表现】

男性患者常无症状,除非有梗阻或感染,由于持续有少量尿液流入生殖道,可能有尿频、尿急症状。如输尿管异位开口于生殖道,可能有前列腺炎、精囊炎、附睾炎等。

女性患者则主要表现为正常排尿的同时有持续性尿失禁和尿路感染,并导致外阴部皮肤湿疹、糜烂,女性尿失禁表现为正常分次排尿及持续滴尿。

部分患者由于输尿管梗阻,尿液无法正常排出,可引发肾积水,严重时会损害肾功能。

【体格检查】

仔细检查外阴,有时可在尿道口附近找到间断滴尿的异位输尿管开口,自此插入导管做逆行造影可确诊。单一输尿管者,患肾常无功能,常诊断困难。膀胱镜及阴道镜检查有助于寻找异位输尿管开口。

【诊断】

产前常无法明确诊断。合并重复肾或双输尿管者,产前超声检查常可发现双肾盂,泌尿系统超声是最简单初始的方法。诊断输尿管开口异位有时很容易,有时却很困难。如并发重复肾及双输尿管,行静脉尿路造影时,功能良好的下半肾常显示向外下移位。

【治疗】

异位输尿管治疗的主要目标包括:保护肾功能、控制感染、消除梗阻和反流、治疗尿失禁。对于无不适症状的患者可不进行特殊的治疗,日常生活中做好随访,当患者出现不适症状时,一般采取手术治疗。

根据肾功能决定治疗方案。

单一输尿管,开口位于生殖道,肾功能常严重丧失,做肾、输尿管切除术。如异位输尿管开口于膀胱或尿道,肾功能常较好,做输尿管膀胱再吻合术。若并发重复肾,上部分肾功能丧失,做上半肾切除术;上半肾尚有功能,做上输尿管与下肾盂吻合术或将上输尿管与下输尿管吻合,也可将输尿管植入膀胱。双侧单一输尿管开口位,如输尿管开口异位于尿道,则膀胱三角区及膀胱颈均发育差,多见于女性患者,有完全性尿失禁,静脉尿路造影及排尿性膀胱尿道造影可以诊断,可试做重建手术,包括输尿管膀胱再吻合术、用肠管扩大膀胱及Young-Dees-Leadbetter膀胱颈重建术。如仍不能控制排尿,可考虑做以阑尾为输出道的可控尿路改流术(Mitrofabiff术)。

【预后】

输尿管开口异位属于先天性畸形,一般来说无法自愈。出现不适症状的患者积极治疗,恢复正常的输尿管开口,可取得良好的预后效果。但需要注意的是,出现肾积水、尿路感染等并发症时,如果不积极治疗,可能损害肾功能,进而影响患者生活质量。

【妊娠建议】

(1)胎儿期超声很难发现输尿管开口异位,一旦发现肾积水、输尿管扩张、重复肾及双输尿管等情况,需要警惕输尿管开口异位。

(2)定期复查超声,监测疾病发展情况,产后发现疾病进展,尽早采取干预措施。

(3)通常不需要胎儿期干预。不影响分娩方式,以产科医生意见为主。

## 五、输尿管囊肿

输尿管囊肿又称输尿管膨出或输尿管疝,是指输尿管膀胱壁段肌层发育缺陷,输尿管末端逐渐膨大而形成囊肿突入膀胱腔。囊肿大小差异大,小者直径仅为1cm,大者几乎可占据膀胱腔大部分。分为2型。①异位输尿管囊肿(又称婴儿型):临床上多见,且女孩发病率高。绝大多数伴有重复肾、双输尿管畸形,一般囊肿所引流的输尿管属于重复肾的上肾段,而囊肿的位置都在正常输尿管开口的内下方。囊肿较大,并可伸延至尿道内,女孩用力排尿时,可见部分囊肿从尿道口脱出。②原位输尿管囊肿(又称单纯型或成人型):临床上少见,且多见于成人及男孩。囊肿较小,完全在膀胱内,囊肿开口位置正常或接近正常,一般不阻塞膀胱顶部,无重复肾及双输尿管畸形。

【病因病理】

输尿管囊肿的形成机制如下。

(1)胚胎时期发育异常,输尿管管壁组织薄弱,输尿管膀胱开口过于狭小。

(2)输尿管或膀胱的急慢性炎症致膀胱输尿管开口处瘢痕形成,进一步加重输尿管开口的狭窄。以上原因引起输尿管内压过高,致输尿管开口向膀胱内膨出,部分患者伴有输尿管扩张。

【临床表现】

早期病例临床上可无症状,常在诊断重复肾畸形时才被发现。主要有尿路梗阻、反复尿路感染的症状。由于囊肿开口细小,输尿管口持久的梗阻可导致输尿管和肾积水、肾功能丧失、囊肿堵塞膀胱颈而发生排尿困难或尿流中断以及复发性尿路感染。有时女孩的囊肿可经膀胱颈和尿道脱出于尿道口外,一般可自行复位,但也可发生嵌顿而成紫色肿物。

【产前检查】

胎儿彩超可探查囊肿在膀胱内的位置和大小,同时了解有无重复肾和重复肾来自何侧,重复肾及其输尿管扩张、积水的程度。超声表现为在膀胱三角区出现圆形囊肿,壁为纤薄回声,有膨大与缩小的节律性改变。如检查时膀胱不充盈,则输尿管囊肿产前诊断困难。所以对于胎儿肾积水者,为明确积水原因,应于膀胱充盈时检查。由于输尿管囊肿与重复肾及重复输尿管有关,因此,产前超声检查时应仔细观察受累侧肾脏的形态、积水的部位、有无双集合系统以发现合并的其他畸形,为临床早期诊断、及时治疗提供可靠的依据。

【出生后治疗】

治疗输尿管囊肿的目的为解除梗阻、防止反流、保护肾功能、处理并发症。

(1)原位输尿管囊肿:若囊肿小、无症状,一般不需要治疗。若出现临床症状,行膀胱囊肿切除术、输尿管膀胱再移植术。

(2)异位输尿管囊肿:目前多采用重复肾切除和重复输尿管低位切除术。术后仍有症状者,再行囊肿和输尿管残端切除术。若重复肾功能较好、积水较轻,可采用囊肿切除术、重复输尿管膀胱再移术。如果双侧患病,患儿情况允许时可同期做双侧重复肾和重复输尿管切除术。

(3)如患儿年龄小、感染严重、一般情况差,可先使用膀胱电切镜切除囊肿,2～3个月后行膀胱尿道造影检查,若有严重反流,再根据患肾功能情况做重复肾及重复输尿管切除术或抗反流手术。

(4)若囊肿出尿道外口不能还纳致急性尿潴留,可行囊肿穿刺抽液(尿液),囊肿潴留的尿液抽空后,囊肿可自行回到膀胱内,然后留置导尿管,进一步处理。

【患儿预后】

多数患儿预后良好,部分患儿仍可出现反流、肾积水。

【妊娠建议】

(1)胎儿绝大多数伴有重复肾、双输尿管畸形。

(2)≤28孕周的胎儿确诊为输尿管囊肿,伴有多发异常或其他严重畸形时,可以考虑终止妊娠。

(3)通常不需要胎儿期干预。孕期胎儿肾积水过多的需要及时处理,在保证孕妇安全的情况下,尽量延长胎儿孕周。

(4)推荐孕妇在有高危产科、新生儿科和儿科手术支持能力的医院分娩。

(5)输尿管囊肿不影响分娩方式,以产科医生意见为主。

## 六、先天性巨输尿管

先天性巨输尿管多见于儿童,也有部分无症状患者到成年才被发现。临床上统计男性先天性巨输尿管发病率约为女性的4倍,左侧为右侧的2～3倍。正常儿童的输尿管直径很少超过5mm,输尿管直径超过7mm可诊断为巨输尿管(图5-3)。巨输尿管根据病因可分为反流型、梗阻型、非梗阻非反流型及梗阻反流型,共四型。

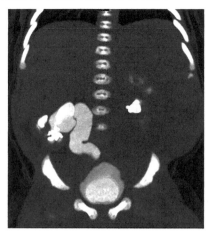

图 5-3　巨输尿管影像学图片

【病因病理】

### 1.反流型巨输尿管

原发性:先天性反流,很多为梅干腹(prune-belly)综合征。继发性:下尿路梗阻如尿道瓣膜症、神经性膀胱等,膀胱功能异常。

### 2.梗阻型巨输尿管

原发性:先天性输尿管远端狭窄、无功能段输尿管等。继发性:膀胱内高压如肿瘤、尿道瓣膜症、神经性膀胱等,腹膜后肿物压迫输尿管。

### 3.非梗阻非反流型巨输尿管

原发性:原发性巨输尿管,如新生儿巨输尿管。继发性:糖尿病、尿崩症、巨输尿管手术后残留的输尿管扩张、部分梅干腹(prune-belly)综合征。

### 4.梗阻反流型巨输尿管

在反流的巨输尿管中有 2% 合并输尿管远端狭窄,这种输尿管的远端管壁发育不良,失去正常防反流的结构,而且同时还有输尿管的蠕动异常,造成尿液排出梗阻。

【临床表现】

尿路感染是最常见的。另外也可见血尿、腹痛、腰痛、腹部肿块、呕吐、生长发育迟缓、尿失禁等。有时做腹部手术或腹部疾病检查时发现巨输尿管。继发性巨输尿管往往是在原发病检查时被发现的。

【产前检查】

随着检查技术提高,超声逐渐成为发现、诊断巨输尿管的首要手段。而且可以进一步随访。在超声检查中不易发现正常的输尿管。而扩张的输尿管可被检出。

【出生后治疗】

(1)原发性反流型巨输尿管:治疗方案一直都在改变。在新生儿及婴儿伴有Ⅳ~Ⅴ级的反流时,不再一开始就使用外科治疗而是推荐先尝试内科治疗,在保守性处理中必须监控患儿症状、影像学改变以及抗生素应用效果。如有效则继续下去,如果无效则先行输尿管造口或膀胱造瘘,以后择期行成形术。对于较大的儿童和成人,且反流程度较高,仍需手术治疗。

(2)继发性反流型或梗阻型巨输尿管:治疗方法的选择取决于是何种病因。反流或输尿管扩张的程度常随着尿道瓣膜的去除或药物治疗神经源性膀胱而缓解。

(3)原发性梗阻型或非梗阻型巨输尿管:目前多数泌尿外科医生认为只要肾功能损害不明显且尿路感染尚可控制,可采用内科治疗并观察。给予抗生素治疗和预防感染,并严密行尿路造影随访,第一年每 3～6 个月行尿液检查和超声检查 1 次,必要时随时复查尿路造影。如病情改善可延长随访的间隔时间。如没有改善且肾积水加重、病情恶化,技术条件允许时应行成形术,年龄一般在 1～2 岁。有些新生儿输尿管巨型扩张、肾功能低下、尿路感染反复发作,应先行输尿管皮肤造瘘,以后择期行输尿管膀胱成形术。

(4)如果巨输尿管及肾脏损害严重且不可逆,而对侧肾脏功能良好,可行患肾和输尿管全切除术。

【患儿预后】

大部分产前超声发现的巨输尿管不需要处理。Keating 等对 17 个患者 23 根输尿管做长期随访,其中 20 根输尿管(87%)经过 7 年观察无临床症状、肾功能好转,未处理。产前超声发现的巨输尿管自然好转率比肾盂输尿管连接部梗阻高。同样对婴儿的巨输尿管进行手术也应慎重,应该先做输尿管皮肤造口或肾造瘘,1 岁以后手术。

【妊娠建议】

(1)胎儿先天性巨输尿管可合并多种泌尿系统畸形,如肾积水、重复肾等,应定期复查超声。

(2)≤28 孕周的胎儿确诊为先天性巨输尿管伴多发畸形时,可以考虑终止妊娠。

(3)通常不需要胎儿期干预。孕期羊水过多造成孕妇临床症状或早产的需要及时处理,在保证孕妇安全的情况下,尽量延长胎龄。适时抽羊水羊膜腔减压、激素促胎肺成熟,是可行的孕期干预,但并非必须。

(4)推荐孕妇在有高危产科、新生儿科和儿科手术支持能力的医院分娩。

(5)先天性巨输尿管不影响分娩方式,以产科医生意见为主。

# 第三节　膀胱尿道疾病

## 一、重复膀胱

重复膀胱是一种罕见的先天性畸形,可分为完全性及不完全性,可发生在冠状位或矢状位。矢状位完全性重复膀胱常见。不完全性重复膀胱的 2 个腔相通,通常有同一尿道引流(图 5-4)。完全性重复膀胱的 2 个腔彼此完全分离,每个膀胱都有正常的膀胱黏膜及全层肌肉。重复膀胱合并外生殖器畸形的发生率高达 90%,42% 合并下消化道畸形。

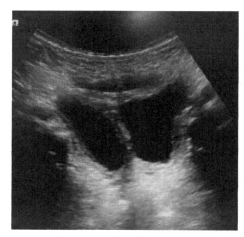

图 5-4　不完全性重复膀胱

【病因病理】

不同重复膀胱的胚胎学发育过程还不明确。有专家认为胚胎尾端部分双生是完全性重复膀胱的原因。也有专家认为这是由于尿直肠隔分离泌尿生殖系统和消化窦时,在泄殖腔平面出现了矢状裂。

【临床表现】

本病因合并不同的畸形而临床症状差异较大。合并胃肠道及外生殖器畸形时,在新生儿期可明确诊断。许多儿童表现为反复发生泌尿道感染或尿失禁。

【产前检查】

腹部超声检查主要观察膀胱周围有无囊性包块,膀胱内有无分隔光带。若怀疑重复膀胱,应仔细检查,排除有无胃肠道、泌尿生殖系统等畸形。与超声检查相比,MRI 有时可提供不同的临床信息,特别是排除其他畸形方面。

【出生后治疗】

治疗目的是保护肾功能,通过解除泌尿生殖道梗阻来预防感染。远期目标是可以控尿及内外生殖道重建。不完全性重复膀胱如果能充分引流则可不予外科治疗。完全性重复膀胱的两个膀胱可融合为一个,如果一个无功能,其膀胱颈部可以缝合,尿道予以切除。因为合并畸形表现多样,所以应对患者采取个体化的治疗。

【患儿预后】

重复膀胱罕见,合并畸形多,预后不一。若不合并严重的其他系统畸形,一般预后可。

【妊娠建议】

(1)若胎儿合并其他系统严重畸形、多发异常,可以考虑终止妊娠。

(2)因合并畸形多样,推荐孕妇在进行过复杂泌尿生殖道重建的医院分娩。

(3)重复膀胱不影响分娩方式,若合并复杂的其他畸形,以产科医生意见为主。

## 二、膀胱憩室

膀胱憩室可见于膀胱以下梗阻、膀胱手术后的医源性影响或先天性畸形。膀胱憩室主要表现为膀胱黏膜于缺失的膀胱平滑肌纤维间向外疝出(图 5-5)。膀胱憩室发生率较低,儿童中真实的发病率难以估计,因为许多先天性膀胱憩室的患儿因无症状而可能未被发现。

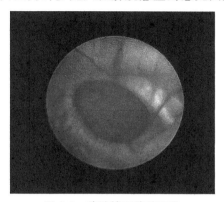

图 5-5　膀胱镜下膀胱憩室

【病因病理】

1961 年 Hutch 描述了膀胱憩室在输尿管开口处的 2 种分类。

(1)原发性尿道旁膀胱憩室:膀胱壁光滑、单发,间歇性出现,多见于不合并膀胱以下梗阻的患儿,又称先天性憩室。

(2)继发性尿道旁膀胱憩室:膀胱内小梁增生明显,憩室多发,持续性出现,由膀胱下梗阻引起。

【临床表现】

膀胱憩室可以压迫膀胱颈口及后尿道,引起膀胱出口梗阻,可导致完全性尿潴留的发生,多数在检查泌尿道感染、血尿、尿失禁或梗阻等情况时发现。

【产前检查】

膀胱憩室可在胎儿期通过 B 超诊断。主要观察膀胱周围有无囊性包块。需要与重复膀胱、膀胱内输尿管囊肿等鉴别。

【出生后治疗】

较小的、无症状的先天性膀胱憩室往往在其他疾病诊治过程中被发现,可予以定期随访。如果合并膀胱输尿管反流,可考虑行憩室切除术。

【患儿预后】

女性患儿膀胱憩室合并膀胱输尿管反流的自愈率较男性患儿高。膀胱憩室可引起上尿路严重损害,甚至危及生命。

【妊娠建议】

(1)若胎儿期发现膀胱憩室,需排除合并多发畸形。

(2)通常不需要胎儿期干预,出生后早期诊断、早期合理治疗是提高疗效的关键。

（3）胎儿期明确先天性膀胱憩室有助于出生后的处理,通过监测泌尿道感染、泌尿道梗阻等及时进行相应的干预治疗。

# 三、膀胱外翻

膀胱外翻在存活的新生儿中发病率为 1/100000～1/50000。膀胱外翻及其衍生的一些复杂畸形中,男女患病比例为 2.3：1。膀胱外翻在任意一个家庭中的重复发生率大约为1/100。

【病因病理】

膀胱外翻的病因目前尚不明确,研究显示内分泌因素的变化在膀胱外翻发病过程中起着重要的作用。膀胱外翻通常属于尿路、生殖道、肌肉、骨骼等异常的一部分,有时还属于肠道异常的一部分。

【临床表现】

典型的膀胱外翻通常表现为腹壁、膀胱、外生殖器、骨骼系统、直肠和肛门的缺陷。该缺陷的性质比较复杂,通常为各个系统相应的表现。

【产前检查】

目前很难对膀胱外翻进行产前诊断。通常会忽略膀胱外翻情况,误诊为脐膨出或腹裂。一些研究认为反复检查没有发现正常的充满液体的膀胱,而在下腹壁出现一块产生回波的组织,提示膀胱外翻可能。应用三维超声和胎儿 MRI 有助于膀胱外翻和泄殖腔外翻畸形的诊断。

【出生后治疗】

在出生后几小时内就可以进行心肺和身体一般情况的评估。全面的体格检查和各种解剖缺陷的确定,对于制订短期和长期的治疗策略具有重要的意义。超声检查和放射性核素扫描可以提供肾脏的结构、功能和引流情况,可以在出生后进行评估。医生必须要有处理膀胱外翻或泄殖腔外翻的经验。膀胱外翻手术复杂,通常采取分阶段重建。

【患儿预后】

目前,膀胱外翻患儿进行功能性膀胱闭合手术后的重建成功率有了明显的提高。大多数患儿术后能持续好转,获得令人满意的尿流控制并保留肾功能。

【妊娠建议】

（1）只有小部分的膀胱外翻患儿是通过产前超声检查诊断出来的。孕妇需明白畸形妊娠的利弊,并了解其他方面的情况。

（2）若选择继续妊娠,建议孕妇到有处理膀胱外翻经验的医院生产,以便出生后进行相关的处理。

（3）家长需要了解这一严重的解剖学异常知识,并且给予患儿心理支持。

（4）早期诊断有助于在产前对患儿家长进行适当的心理辅导和宣教产后的护理工作。

## 四、尿道闭锁和尿道缺如

先天性尿道闭锁和尿道缺如临床上较为罕见,原因是尿道闭锁和尿道缺如常常使过多的尿液潴留于膀胱,在胎儿期,膨胀的膀胱可压迫脐动脉,导致胎儿死亡。有些患儿合并膀胱外翻、直肠膀胱瘘等情况,尿液可以顺利排出,这才使得胎儿存活。

【病因病理】

尿道闭锁是胚胎期尿道的上皮组织未及时返折于尿道内,阴茎头部的尿道上皮发育障碍所致,也可能是尿生殖窦膜未能穿破,从而形成膜样闭锁。胎儿尿道闭锁使生成的尿液不能排出体外,随着尿量增加,膀胱极度充盈扩张,占据整个腹腔。双肾排尿受阻,实质变薄。

【临床表现】

临床上,尿道闭锁可分为完全性、部分性或膜性。大部分患儿有胎尿排出路径,如脐尿管未闭、膀胱直肠瘘或膀胱阴道瘘等。

【产前检查】

超声不能直接显示胎儿尿道闭锁和尿道缺如,间接征象包括:胎儿膀胱极度扩张呈巨大囊状,合并肾积水,羊水量少。

【出生后治疗】

治疗应首先解除梗阻,引流尿液,待一般情况好转后再行尿道成形术。尿道缺如者应行耻骨上膀胱造瘘术。

【患儿预后】

尿道闭锁的预后决定于闭锁部位。如为后尿道闭锁,与尿道缺如相同,多于产前或出生后不久死亡。前尿道闭锁尤其靠近尿道外口者,上尿路受影响较小,可考虑行尿道造瘘术,日后再考虑行尿道成形术。

【妊娠建议】

(1)若胎儿发现尿道闭锁或尿道缺如,需排除合并其他系统畸形。

(2)孕早期发现的尿道闭锁或尿道缺如,如果梗阻症状严重可考虑终止妊娠。

(3)尿道闭锁或尿道缺如不影响分娩方式,以产科医生意见为主。

## 五、尿道重复

尿道重复是指小儿有两条以上的尿道。该病罕见,男女均可发生,男性较多。在两条尿道中,多数一个位置正常,称为正尿道;一个发育差,位置不正常,称为副尿道。按两个尿道的排列位置可分为上下位尿道重复又称矢状位尿道重复,及左右并列位尿道重复两种类型。上下位尿道重复常见,可分为3种类型。①完全型:两条尿道互不交通,各有其尿道内口和外口。②不完全型:副尿道在正尿道背侧,不直接与膀胱相交通。③肛门前副尿道的会阴分叉型:副尿道自正尿道分出后,开口于直肠或会阴部。

【病因病理】

尿道重复的病因尚不十分明确,目前主要学说有:①间质从尿道原基的侧面插入,将尿道隔成前后两个管腔。②尿直肠隔将泄殖腔分为前后两个腔,前面发育成膀胱和后尿道,后面发育成肛门、直肠。尿直肠隔止于穴肛膜,若继续向下发育,则把尿道也分隔成两部分。③胚胎期尿道分叉。④胚胎发育过程中,阴茎与尿道发育不平衡、不协调所致。前 2 种学说可以解释完全型尿道重复,后 2 种学说只能解释不完全型尿道重复。

【临床表现】

部分患儿因尿失禁或尿路感染就诊,大多数患儿都是在婴儿时被父母或儿科医生检查时发现的(图 5-6)。

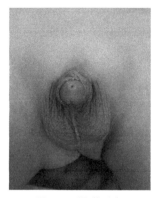

图 5-6　尿道重复

【检查】

尿道重复诊断方法的选择根据其类型的不同而变化。根据临床表现及仔细的尿道检查,排尿性膀胱尿道造影或逆行正、副尿道造影,膀胱尿道镜检查等,可以确定副尿道的长度、内径、内口的位置及其与正尿道的关系,从而判断其类型。如果尿道重复是完全型的,则排泄性膀胱尿路造影可同时显示两条尿道(图 5-7);对于具有盲端的不完全型尿道重复,则需要通过逆行造影和膀胱镜来了解副尿道的解剖情况。

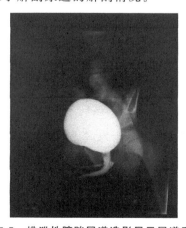

图 5-7　排泄性膀胱尿道造影显示尿道重复

【治疗】

尿道重复的治疗随症状和畸形严重程度的不同而变化。

(1)无症状、不影响排尿、无尿失禁的患儿可不予处理;轻度感染者,给予抗感染治疗。

(2)症状轻、没有尿路感染和单纯副尿道者,电灼,亦可试行向副尿道注入硬化剂使其封闭。

(3)症状重者,需要切除副尿道,以防止尿失禁和尿路感染。

(4)如果正常尿道与副尿道均有功能,且位于阴茎头的开口,紧密相连,可切断两个开口之间的间隔,形成一个单独的尿道口。

(5)对于最为复杂的 Y 形尿道重复,可采用颊黏膜等组织移植物进行广泛的尿道重建。

(6)此外,尚需进行必要的心理治疗,以提高患儿的生活质量。

【患儿预后】

本病不同类型的预后不同,总体预后佳。

【妊娠建议】

(1)尿道重复不影响分娩方式,以产科医生意见为主。

(2)如合并其他系统严重畸形,可考虑终止妊娠。

# 六、尿道外口囊肿

尿道外口囊肿常见于学龄前期及学龄期男孩,多位于阴茎头尿道口两旁边缘及包皮系带处,也有的位于尿道外口的尿道内,少数在包皮内板范围内。囊肿呈小囊泡样,粟粒至黄豆大,囊壁甚薄、透明,内含水样或胶冻样液体(图 5-8)。一般认为其病因与局部慢性炎症有关。

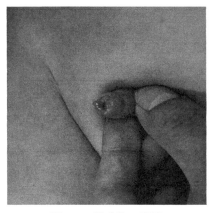

图 5-8　尿道外口囊肿

【病因病理】

尿道外口边缘的尿道旁管因炎症发生梗阻,或在胚胎期腺管发育异常可导致囊肿形成。尿道外口囊肿为黏液性囊肿,壁薄,透明,无色或淡黄色,内含水样或胶冻样液体。可随年龄增长缓慢增大。

【临床表现】

该病多无症状,偶然在上翻包皮时才发现,大的尿道口囊肿可影响排尿,使尿流偏向一方或散开,少数可引起排尿困难。继发急性感染时囊壁及四周有红肿、充血,可引起尿道口粘连,严重者可形成脓肿或瘘孔。尿道口旁囊泡状包块突起,可大可小,小如粟粒,大如黄豆,根据外观易于识别。

【产前检查】

尿道外口囊肿产前检查中几乎不能发现,也无须处理。

【出生后治疗】

治疗上可用小剪剪除囊肿顶部薄膜,囊液流出后涂上抗生素油膏,数天后即愈。有尿道口狭窄者须做相应处理。

【患儿预后】

患儿预后好,偶有尿道狭窄,需行尿道扩张术。

【妊娠建议】

(1)尿道外口囊肿不影响分娩方式,以产科医生意见为主。

(2)如合并其他系统严重畸形,可考虑终止妊娠。

# 七、尿道直肠瘘

尿道与直肠间有一瘘管相通,大便可经尿道排出。小儿常为先天性,其中男孩多见,常合并高位、中位肛门直肠畸形。

【病因病理】

胚胎大约第4周开始,泄殖腔在冠状面上被由头向尾方向移行的尿直肠隔分隔。尿直肠隔是由2个中胚层中隔系统合成的,通常到妊娠第7周泄殖腔的分隔完成,形成前方的尿生殖窦和后方的肛门直肠系统。泄殖腔分隔异常导致大多数的肛门直肠畸形,常合并尿道直肠瘘。

尿道直肠瘘分为先天性及继发性,先天性多见于儿童肛门直肠畸形,出生后即可发现无肛门,尿中可有粪便及气泡尿,分为直肠尿道前列腺部瘘和直肠尿道球部瘘。继发性多为外伤或肿瘤所致,瘘管多位于尿道膜部。

【临床表现】

见胎便从尿道排出或尿液检查中含有胎便,当尿道直肠瘘的胎便不与尿混合时,尿液仍澄清,有时混有气体。

【产前检查】

产前检查很难诊断肛门直肠畸形,提示肛门直肠畸形,尤其是高位无肛时需警惕尿道直肠瘘。产前彩超提示结肠扩张,可见直肠盲端等间接影像学表现时,考虑肛门直肠畸形,进一步完善胎儿MRI予以明确(图5-9)。根据直肠盲端与尿道关系进一步判断是否合并尿道直肠瘘,产前较难明确。

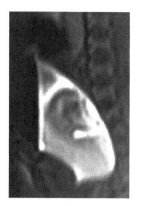

图 5-9 MRI 示直肠盲端呈鸟嘴状

【出生后治疗】

先天性尿道直肠瘘出生后需行手术治疗。患儿多因肛门直肠畸形就诊。完善排泄性膀胱尿道造影及骶尾部 MRI 可明确是否存在尿道直肠瘘(图 5-10)。经肛门瘘口行直肠造影亦能发现尿道直肠瘘。明确存在尿道直肠瘘后行尿道直肠瘘管切除术并修补尿道、直肠或瘘管结扎术等。

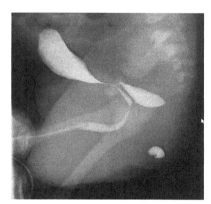

图 5-10 排泄性膀胱尿道造影显示尿道直肠瘘

【患儿预后】

如无合并其他严重畸形,手术成活率接近100%,一般可达到治愈效果,术后可能出现尿道狭窄、尿道瘘复发等合并肛门直肠畸形的相关并发症。

【妊娠建议】

(1)完善检查,可继续妊娠,出生后须行手术治疗。

(2)尿道直肠瘘一般不影响分娩方式,以产科医生意见为主。

(3)如合并其他系统严重畸形,可考虑终止妊娠。

## 八、尿道上裂

尿道上裂多与膀胱外翻并存(图 5-11),单纯尿道上裂少见,男性发病为女性的 4～6 倍。

男性尿道上裂表现为阴茎短而上翘,阴茎头扁平,自尿道口到阴茎顶部为被覆黏膜的尿道沟。

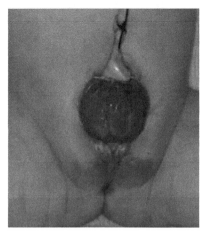

图 5-11　尿道上裂合并膀胱外翻

【病因病理】

泄殖腔膜破溃的位置和时间的异常决定了尿道上裂的类型。病理改变包括 4 个方面:①尿道位置反常,位于阴茎背侧阴茎海绵体上面;②尿道前臂有不同程度缺损,缺损部尿道呈沟状,其上覆盖尿道黏膜;③阴茎头扁而宽,呈铲状,阴茎背曲,阴茎海绵体分离,阴茎短小,包皮背侧缺乏而腹侧多;④尿道括约肌发育障碍引起尿失禁,膀胱失用性萎缩。

【临床表现】

尿道上裂分为阴茎头型、阴茎体型、完全型。

(1)阴茎头型:表现为尿道口位于阴茎头或冠状沟背侧,包皮悬垂于阴茎腹侧,无尿失禁。

(2)阴茎体型:表现为尿道口位于阴茎体背侧,多在近阴茎体根处,包皮堆积于阴茎腹侧,个别可有不同程度尿失禁。

(3)完全型:表现为尿道口在膀胱颈部位,呈漏斗状,有完全性尿失禁,可伴有不同程度的耻骨联合分离或膀胱外翻。

女性患儿表现为阴蒂对裂、阴唇分开、间距增大及耻骨联合分离,分为部分型及完全型,完全型多见,伴有尿失禁。

部分合并有膀胱输尿管反流。

【产前检查】

产前彩超示合并膀胱外翻者可能合并尿道上裂。如提示该病变存在,行胎儿 MRI 更为明确。

【出生后治疗】

手术目的是重建尿道,控制排尿。男性患儿要求阴茎成形,且外观和功能接近正常。合并膀胱外翻者出生后 72h 内做膀胱内翻缝合术,3～4 岁行尿道延长术、膀胱紧缩成形术,可分期完成。

【患儿预后】

尿道上裂通过手术可取得较好效果,术后可能出现尿道瘘、尿道狭窄等并发症,合并尿失禁时较为复杂,需行膀胱颈成形术及排尿功能训练等。

【妊娠建议】

(1)妊娠期无法预防及药物治疗,科学的产前检查有助于早期诊断及治疗。

(2)根据病情严重程度,如合并其他系统严重畸形,可考虑终止妊娠。

## 九、尿道瓣膜

尿道瓣膜(posterior urethral valve,PUV)是男孩先天性下尿路梗阻中常见疾病,发病率为 1/8000～1/5000。早期 PUV 患儿因诊断不明、得不到及时治疗等情况可出现严重肾功能损害,甚至危及生命。

【病因】

发病原因尚不明确,一般认为是尿生殖窦或中肾管发育异常所致。在胚胎发育第 8 周后,瓣膜成为一种梗阻物,梗阻部位以上的整个尿路会受到不同程度的损害,包括可逆性及不可逆性的肾功能损害、膀胱的感觉性和顺应性变化、输尿管的扩张收缩和蠕动力变化等,甚至还可能对胎儿肺部发育产生影响。病理改变为尿道瓣膜引起下尿路梗阻,膀胱压力升高,上尿路引流不畅,膀胱逼尿肌增厚,出现排尿困难、尿流细、排尿无力、尿滴沥等情况。40%～60%合并膀胱输尿管反流。

【临床表现】

本病主要表现为排尿困难以及长期的排尿困难引起的膀胱、肾脏病变。一般患儿由于排尿困难就诊而发现,也有小部分患儿可在产前超声检查中发现。

【生后诊断】

排泄性膀胱尿道造影、尿道镜检查是最直接、最可靠的方法。

【产前检查】

产前检查以彩超或 MRI 为主,具有以下特点:①患儿常合并双侧肾盂输尿管积水;②膀胱壁增厚;③前列腺尿道较长且扩张;④羊水量少。但都缺乏特异性。

【生后辅助检查】

彩超探查双肾积水、输尿管扩张、膀胱多发憩室等需警惕尿道瓣膜或憩室的形成。排泄性尿路造影为本病的常用诊断方法,检查结果可见前列腺尿道伸长、梗阻尿道远端较细、膀胱颈肥厚、膀胱边缘欠光滑伴小梁或憩室形成。经尿管膀胱镜检查可进一步明确诊断,该检查往往在手术时进行。

**【治疗】**

主要治疗原则是控制感染,尽早解除梗阻,避免肾功能进一步恶化。对于整体营养状况较差、感染短期无法控制的患儿,膀胱造瘘引流是行之有效的方法。如果同时合并输尿管梗阻,需行输尿管皮肤造口术或肾造瘘术。对于一般情况良好的婴幼儿,可经尿道镜行瓣膜电灼术,术后定期随访,避免膀胱输尿管反流。

**【妊娠建议】**

(1)如产前检查提示肺严重发育不良、双侧重度肾积水或肾功能衰竭,可以考虑终止妊娠。

(2)孕 24 周前即诊断尿道瓣膜的患儿预后往往较差;孕 24 周后诊断尿道瓣膜的患儿预后往往较好。

(3)通常不需要胎儿期干预。患儿娩出后请小儿外科医生会诊即可。

(4)推荐孕妇在有高危产科、新生儿科和小儿外科手术支持能力的专科医院分娩。

(5)分娩方式以临产时条件及产科医生意见为主,对胎儿预后并无影响。

# 十、尿道下裂

尿道下裂指尿道开口异位于阴茎腹侧正常尿道口近端至会阴部,常伴背侧包皮增厚、腹侧包皮缺失及尿生殖褶闭合失败残留的凹陷瘢痕,属于少见的男性生殖器畸形,发病率为活产儿的 0.2‰~4.1‰。

**【发病机制】**

组织胚胎学认为,胎儿在孕 8 周之前,生殖器官处于未分化期,尚不能分辨胎儿的性别。孕 8~10 周,在雄激素的作用下,胎儿外生殖器向男性发育;如果缺乏雄激素作用,胎儿的外生殖器则向女性发育。尿道下裂的发生则是由于胚胎期胎儿受到各类致病因素的影响,生殖结节腹侧纵行的尿生殖沟自后向前闭合过程中止,尿道板不能完全闭合,尿道外口在阴茎下方形成异位的尿道开口,同时尿道周围的海绵体组织发生纤维化导致阴茎下弯。

尿道下裂主要的易感因素包括:①男性性别分化基因及雄激素受体相关基因水平的异常。②胎儿期暴露于外源性雌激素及其他多种环境内分泌干扰物也可导致尿道下裂的发生,如孕早期运用雌激素药物、抗癫痫药物丙戊酸钠或孕早期胎盘功能不足都有可能使尿道下裂风险增加。

**【病理改变】**

早期研究认为,阴茎下弯是尿道板发育障碍所致。尿道板发育是泄殖腔内胚层沿生殖结节腹中线延长的过程。尿道板上皮表达雄激素受体,双氢睾酮与雄激素受体结合调节生殖结节延长和尿道褶融合。两边间质细胞通过增生形成尿道褶和尿道沟。尿道褶由身体近端向远端融合至阴茎头。胚胎研究表明,发育过程中阴茎最初可表现出向腹侧弯曲,而当正常发育停滞时,异位尿道开口远端尿道海绵体形成纤维性残留物、发育不良的尿道板、白膜等牵拉远端阴茎,导致腹侧组织相对背侧缩短,从而使弯曲在尿道下裂病例中持续存在。近年来,类似研究发现合并阴茎下弯的尿道下裂患儿,其阴茎海绵体腹侧和尿道板下组织中 α-SMA、TGF-β1 表达水平均高于正常,在两者诱导下可产生平滑肌样增生组织或纤维组织,牵拉远侧阴茎,最终引起阴茎下弯。术中常见到部分患儿仅经阴茎皮肤脱套或松解尿道板周围组织即可伸直阴茎。因此,阴茎体腹侧皮肤短缺牵拉也是尿道下裂阴茎下弯的病理改变之一。

【产前检查】

超声检查是胎儿尿道下裂的首选影像学检查手段。彩超特征为:阴茎末端的形态异常;阴茎向腹侧弯曲,阴茎腹侧海绵体及皮肤缺损,尿道口与阴茎头间形成纤维带;阴茎短小,阴茎背侧包皮增厚,呈"头巾状";两侧阴囊分裂时,阴茎镶嵌于两侧阴囊之间,形成"郁金香征"。MRI 在产前检查中诊断胎儿尿道下裂同样具有一定意义。具有以下特点:①阴茎短小,阴茎末端圆钝、粗短;②阴茎下弯,向腹侧弯曲;③阴囊分离,严重时呈女性大阴唇样改变;④阴茎阴囊转位;⑤"郁金香征",胎儿严重尿道下裂表现,代表短小弯曲的阴茎包裹于分离的阴囊之间,多见于近端型尿道下裂患儿中。

【生后诊断】

尿道下裂的诊断相对比较简单,新生儿期直视下即可明确诊断。但是如合并隐睾,需要高度警惕两性畸形等相似疾病。

【临床表现】

临床表现主要包括 3 个方面:异位尿道口;阴茎下弯;包皮异常分布。

根据尿道口位置可以分为 4 型。Ⅰ 型:阴茎头、冠状沟型。Ⅱ 型:阴茎体型。Ⅲ 型:阴茎阴囊型。Ⅳ 型:会阴型。

部分患儿合并阴茎阴囊转位、肛门直肠畸形、心血管畸形等。

【治疗方法】

尿道下裂的治疗以手术为主,建议学龄前完成。目前已经公开发表的手术方式有 300 多种,包括矫正阴茎下弯和尿道成形。根据患儿情况选择一期手术或者分期手术。目前公认术后应达到的标准为:①阴茎下弯完全矫正;②尿道口位于阴茎头正位;③阴茎外观满意,可正常站立小便,成年后可进行正常性生活。目前主流的手术方式包括:横裁包皮岛状皮瓣管状尿道成形术、尿道口前移阴茎头成形术、尿道口基底血管皮瓣法、尿道板纵切卷管法等。

【妊娠建议】

(1)通常不需要胎儿期干预。患儿娩出后请小儿外科医生会诊评估。

(2)推荐孕妇在有高危产科、新生儿科和小儿外科手术支持能力的专科医院分娩。

(3)分娩方式以临产时条件及产科医生意见为主,对胎儿预后并无影响。

(程时刚)

# 第六章　神经系统结构畸形

## 第一节　神经系统的正常结构和功能

人体神经系统是由脑、脊髓和它们所发出的神经组成的。其中,脑和脊髓是神经系统的中枢部分,组成中枢神经系统;脑神经和脊神经是神经系统的周围部分,组成周围神经系统(图 6-1)。

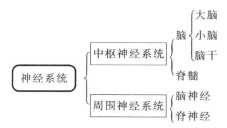

图 6-1　神经系统的组成

神经元又叫神经细胞,是神经系统结构和功能的基本单位。

## 一、中枢神经系统

### 1.脑

位于颅腔内,包括大脑、小脑和脑干三部分(图 6-2、图 6-3)。

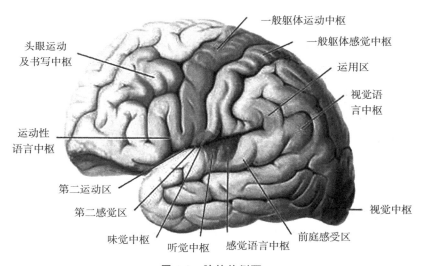

图 6-2　脑的外侧面

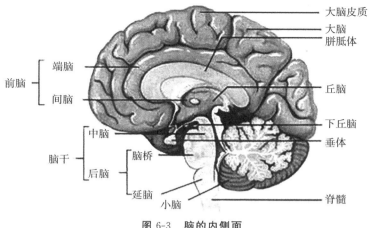

图 6-3 脑的内侧面

（1）大脑：大脑由左右两个大脑半球组成。大脑皮质是覆盖大脑半球表面的一层灰质，大脑皮质表面具有许多深浅不同的裂或沟以及沟裂之间隆起的回，因而大大增加了大脑皮质的总面积和神经元的数量。

大脑皮质是调节人体生理活动的最高级中枢，其中比较重要的中枢有躯体运动中枢（管理身体对侧骨骼肌的运动）、躯体感觉中枢（与身体对侧皮肤、肌肉等处接受刺激而使人产生感觉有关）、语言中枢（与说话、书写、阅读和理解语言有关，为人类特有）、视觉中枢（与产生视觉有关）。

（2）小脑：小脑位于脑干背侧、大脑的后下方。小脑的主要功能是使运动协调、准确，维持身体的平衡。人喝酒喝醉了，走路摇晃，站立不稳，这是小脑被酒精麻痹引起的。

（3）脑干：脑干灰质中，有一些调节人体基本生命活动的中枢，如心血管运动中枢、呼吸中枢等，如果这一部分中枢受到损伤，会立即引起心跳和呼吸停止而危及生命。

**2.脊髓**

脊髓位于脊柱的椎管内，上端与脑相连，下端与第一腰椎下缘平齐。脊髓是脑与躯体、内脏之间的联系通道。

（1）脊髓的结构：从脊髓的横切面可以看出，脊髓包括灰质和白质两部分，灰质在中央，呈蝶形；白质在灰质的周围，白质内的神经纤维在脊髓各部分之间以及脊髓和脑之间，起着联系作用。

（2）脊髓的功能。

反射功能：人的脊髓灰质中有许多低级中枢，可以完成一些基本的反射活动，如膝跳反射、排便反射等。脊髓中的神经中枢是受大脑控制的。

传导功能：脊髓能对外界或体内的刺激产生有规律的反应，还能将这些刺激的反应传导到大脑。反之，脑的活动也要通过脊髓才能传递到身体各部位。因此脊髓是脑与躯干、内脏之间联系的通道。

## 二、周围神经系统

### 1.脑神经

与脑相连接的神经称脑神经,人的脑神经共有 12 对,它们与脑干中相关的脑神经核相连,穿过颅骨的孔、裂,分布于头部的感觉器官、皮肤、肌肉等处以及内脏器官。

### 2.脊神经

脊神经是由脊髓发出的,人的脊神经有 31 对。神经系统各部位的功能概况见表 6-1。

表 6-1 神经系统各部位的功能

| 神经系统的组成 | | | 神经系统各组成部分的功能 |
| --- | --- | --- | --- |
| 中枢神经系统 | 脑 | 大脑 | 具有感觉、运动、语言等多种神经中枢,调节人体多种生理活动 |
| | | 小脑 | 使运动协调、准确,维持身体平衡 |
| | | 脑干 | 有专门调节心跳、呼吸、血压等人体基本生命活动的部位 |
| | 脊髓 | | 能对外界或体内的刺激产生有规律的反应,还能将对这些刺激的反应传导到大脑,是脑与躯干、内脏之间的联系通道 |
| 周围神经系统 | 脑神经 | | 传导神经冲动 |
| | 脊神经 | | 传导神经冲动 |

## 三、神经元

### 1.神经元的结构

神经元的基本结构包括细胞体和突起两部分(图 6-4)。神经元的突起一般包括一条长而分支少的轴突和数条短而呈树状分支的树突。长的突起表面大都套有一层鞘,组成神经纤维,神经纤维末端的细小分支叫作神经末梢。神经纤维集结成束,外面包有膜,构成一条神经。

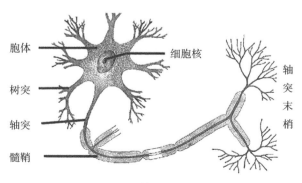

图 6-4 神经元的结构

### 2.神经元的分布

神经元的细胞体主要分布在脑和脊髓中(图 6-5)。在脑和脊髓中,细胞体密集的部位色泽灰暗叫灰质。在灰质中,功能相同的神经元细胞体汇集在一起,调节人体的某一相应的生理功能,这部分结构就叫作神经中枢。神经元的神经纤维主要集中在周围神经系统中。在周围神经系统中,许多神经纤维集结成束,外面包着由结缔组织形成的膜,就成为一条神经。在脑和脊髓中,也有神经纤维分布,它们汇集的部位色泽亮白,叫白质。白质内的神经纤维,有的能向上传导兴奋,有的能向下传导兴奋。

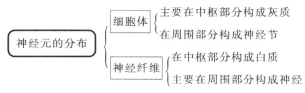

图 6-5　神经元的分布

### 3.神经元的功能

神经元受到刺激后能产生兴奋,并且能把兴奋传导到其他神经元。

(1)神经元的功能是受到刺激后产生兴奋,并能够将兴奋传导到其他的神经元,这种可传导的兴奋叫作神经冲动。兴奋是以神经冲动的形式传导的。

(2)神经冲动在神经元中的传导方向:树突→细胞体→轴突。

# 第二节　颅脑及脊髓畸形

## 一、先天性头皮缺损

先天性头皮缺损(图 6-6)是先天性皮肤缺损最常见的表现形式,主要的特征是出生时即表现出局部或多处的皮肤缺失,最常见的临床表现(70%)是头皮孤立的缺损,有时也可出现头皮的多处缺损。

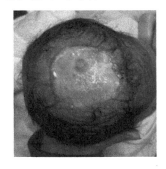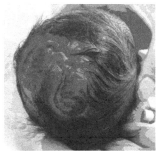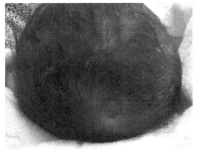

图 6-6　先天性头皮缺损

【病因病理】

组织病理常提示:表皮及真皮均有缺失,皮下组织中脂肪可部分或全部缺失。

目前病因尚不清楚,能够明确的是其与胚胎发育时外胚层发育不良有关,胚胎发育至第

3周末,三胚层胚盘形成,3个胚层均起源于上胚层,在内胚层和中胚层出现后,原上胚层改称为外胚层。第4~8周3个胚层逐渐分化形成各种器官的原基,其中皮肤、颅面部骨骼等为外胚层生发而来,故能够明确 ACC 及颅骨发育缺陷与外胚层发育不良有关。有观点认为,可能是由于神经管或胚胎融合线未闭合、宫内创伤、血管损伤引起的胎盘功能不全、羊膜粘连引起的缺血和血栓形成、宫内感染、基因突变以及妊娠期接触致畸药物(如甲巯咪唑、丙戊酸、血管紧张素转换酶抑制剂、苯二氮䓬类、米索前列醇和可卡因等),也可能是由于皮肤层发育中断,或各种损伤破坏了正常发育的皮肤。此外还可能与感染有关,围生期胎儿头部接触到阴道内的细菌,如淋球菌或葡萄球菌导致皮肤感染,进而出现皮肤的溃烂和缺失。部分学者认为一些患儿与遗传因素有关。

【症状】

皮肤缺损多是非炎症性的和界限清晰的。缺损形状多样,有圆形、椭圆形、线形或者不规则的星形,缺损深度为 0.5~10cm。浅的缺损仅侵及表皮或者真皮乳头层,表面没有毛发。深的缺损可以累及真皮深层或者皮下组织,20%~30%的患儿颅骨暴露、颅骨缺失,或者侵犯到硬脑膜或者脑膜。

缺损的皮肤如果发生在孕早期,在出生后可表现为萎缩的、大泡样的、膜状的或牛皮纸样的瘢痕,而不成熟的缺损可以表现为溃疡。大部分的缺损孤立地发生在头顶旁中线处,偶可见到发生在面部、躯干、四肢,有时对称发生。

【产前检查】

在产前诊断时母体血清中α甲胎蛋白增加、羊水中α甲胎蛋白增加、羊水中乙酰胆碱酯酶阳性和胎儿的超声检查正常,提示存在先天性头皮缺损。

大范围头皮及颅骨缺损的新生儿常伴有很明显的面部发育缺陷。染色体检查发现三体细胞,故必要时可行羊膜腔穿刺,检查胎儿染色体。

【出生后治疗】

(1)保守处理:局部消毒、定期换药以促进上皮再生,缺点是保守治疗过程中有出血或血栓形成、伤口感染、愈合缓慢等风险。

(2)外科处理:通过皮肤移植、游离皮瓣、颅骨成形术等进行创面修补,恢复组织结构,但缺点是易发生供体部位疾病、皮瓣坏死、全身麻醉并发症、移植失败、出血、感染等并发症。

在确定治疗计划时,应结合患儿全身情况、皮肤缺损部位及大小等情况,对于该病的管理包括预防和治疗并发症(如感染、电解质失衡、出血、营养不良及伤口疼痛等)。如缺损面积大、程度重及合并其他畸形,应尽早覆盖创面,不仅可以预防致命性并发症,也有助于之后的组织重建。先天性头皮缺损的手术要求较高,头皮缺损早期手术目标包括:①保护硬脑膜;②预防或控制自发性出血;③预防脑膜炎;④保护大脑免受创伤;⑤处理硬脑膜缺陷,如脑脊液漏、脑突出或脑梗死。

根据头皮缺损的面积大小和暴露组织结构的性质制订了以下策略:对于皮肤缺损,多主张局部换药,外用促进表皮生长的药物,一般预后良好,重组表皮生长因子对皮肤的修复与再生有肯定疗效;创面处理上,主张小面积缺损采用暴露疗法,较大皮肤缺损容易继发感染及造成身体水分丢失,采用湿润包扎疗法;对于伴肌肉缺损、颅骨缺损以及脑组织外露等者,需要手术治疗,小的无症状的颅骨缺损无须手术治疗,缺损在 3cm 以上的应手术修补以保护大脑,修补时间应在头颅发育最快期,即 5~6 岁进行,用计算机三维塑型钛金属网覆盖修复儿童颅骨缺损,吻合精度高,效果好。

另外头皮缺损处皮肤愈合后,其愈合处无毛发生长,影响美容,到学龄期会影响患儿心理健康,可以行头皮扩张法,进行皮瓣转移,逐步清除头顶瘢痕无发区,达到美容效果。

【患儿预后】

先天性头皮缺损预后一般良好。小的(直径<1cm)病变,即使涉及颅骨,也通常会在几周至几个月,经上皮化和周围健康组织的新骨形成而自行愈合,愈后伴有秃发瘢痕;如果是单纯较小的皮肤缺损,则可自然愈合,只遗留无毛发生长的瘢痕。

【妊娠及随访建议】

(1)妊娠期间孕妇用药一定要谨慎,特别是早期 3~5 个月,正是胎儿各器官形成和发育的重要时期,此时胎儿对药物特别敏感。非到万不得已最好不要用药,如果非用不可,应在医生指导下,尽量少用或有选择地合理用药。

(2)该病有效的预防措施是早期产前诊断,可在孕 9 周取绒毛膜绒毛进行基因突变检测,或通过胎儿镜直视皮损及根据胎儿皮肤的胶原酶过度表达来做产前诊断,并且同时积极开展遗传咨询,加强携带者的优生优育指导。

## 二、小头畸形

小头畸形又称小脑症或脑消极症,是神经元增生障碍所致,表现为头颅很小,通常头围小于相同孕周正常胎儿均数的 3 个标准差。小头畸形通常在孕 8~20 周发生损害,是常见的脑发育障碍。小头畸形不仅有脑重量的减少,而且还有质量的低劣。脑发育完成后,脑重量不超过 1000g,头颅最大周径不超过 47cm,当成人脑重量小于 900g 时也认为是异常。本病的发病率为 2.5/10 万。

小头畸形按致病因素可分为原发性和继发性。原发性小头畸形常与遗传因素有关,包括家族性小头和染色体变异引起的小头;继发性小头畸形常由子宫内感染所致,也可为辐射、缺氧及围生期窒息、创伤、慢性心脏病所致,这种畸形往往合并智力发育迟缓。按是否伴有其他畸形分为真性和假性。真性小头畸形一般为常染色体隐性遗传,也有 X 连锁性遗传。假性小头畸形常伴发其他脑畸形如全前脑或脑膜脑膨出。

**【病因病理】**

小头畸形是一种临床症状,而不是诊断。它与多种影响大脑结构、生长和发育的疾病有关。

### 1.非遗传因素

产前期:母体的病毒/弓形虫感染、酒精、药物、一氧化碳中毒、贫血、营养不良、损伤、先兆流产等均可不同程度地影响胎儿脑的发育。

分娩过程:各种原因引起的难产、产程延长,造成婴儿缺氧、窒息,也是婴儿脑发育障碍的常见原因。

婴儿期(一般指 3~6 个月):严重脑部感染、窒息、严重颅脑损伤等亦可导致脑的发育不全,从而使颅脑生长停止。

### 2.遗传因素

(1)常染色体病性原发性小头畸形:相关基因的突变导致截短的蛋白产生,从而导致小头畸形,但基因突变的位置与小头畸形的严重程度无关。

(2)常染色体隐性遗传病:近年来的研究发现,纤维母细胞生长因子受体 3 基因突变能使脯氨酸转化为精氨酸,这一变化可促使颅冠状缝的早期闭合,从而形成小头畸形。

(3)染色体断裂综合征:小头畸形可发生在一些断裂综合征,如 Bloom 断裂综合征和 Nijmegen 断裂综合征。

(4)代谢性疾病:常染色体病性原发性小头畸形以进行性小头畸形和预期寿命缩短为特征,其发生与 $SLC\ 25\ A\ 19$ 基因的一个氨基酸被替代从而使其失去活性有关。

(5)继发性小头畸形综合征:Rett 综合征通常发生在女性,其原因是 X 连锁的 $MeCP\ 2$ 基因突变。

**【症状】**

(1)脑重量不超过 1000g,最大颅周径不超过 47cm,头顶部小而尖,头围小,前额狭窄,颅穹隆小,枕部平坦,面部及耳部看起来相对较大,前囟及骨缝闭合过早,可有骨间嵴。

(2)情绪不稳、口齿不清。随着年龄增长,出现运动性共济失调。

(3)小头畸形患儿体力发育和智力发育往往落后,但并非所有小头畸形的患儿均伴有智力低下,大约有 7.5% 头围低于正常 2~3 个标准差的小儿智力正常。

**【产前检查】**

(1)超声检查:①头部偏小,面部结构保持正常尺寸。如果同时有脑室扩大容易诊断。如果没有脑室扩大则诊断相对困难,头部测量小于正常胎儿 3 个标准差。倾斜的额部常能支持诊断。多普勒超声可显示颅内动脉血流减小或消失,常提示小头畸形是血管原因造成的。如果胎儿是头位,经阴道超声有利于观察上述影像学改变。②羊水:通常正常。如果小头畸形是由巨细胞病毒感染造成的,可有羊水过少。③头围/腹围比值、双顶径/腹围比值、双顶径/股骨长比值,明显小于正常,这些参数在诊断小头畸形时有重要意义。④一般在孕24周后发现。

(2)产前MRI:能够评估脑皮质的发育情况,在小头畸形的诊断上起着关键作用。典型小头畸形产前MRI表现:①双顶径明显较小;②脑实质体积减小,大脑皮质发育不良,程度可从轻度脑沟脑回减少、多小脑回畸形至无脑回、巨脑回畸形;③可合并脑室扩大、胼胝体发育不全、灰质异常、脑裂畸形及小脑发育不全等;④颅骨形态异常,矢状位上前额部常呈向后倾斜,严重者颅盖骨整体变小变扁。

(3)特殊检查:小头畸形可表现为非综合征或具有多种遗传综合征特征。羊膜腔穿刺行全外显子测序或者全基因组测序可能有助于进一步发现遗传学病因。

【出生后治疗】

小头畸形确诊后,需要进行手术治疗,目的在于扩大颅腔,解除颅内高压,使受压的脑组织及脑神经得到发育和生长。

目前的手术方式包括:一是切除过早闭合的骨缝,再选新的骨缝;二是切除大块骨质以达到减压和有利于脑的发育。

【患儿预后】

预后主要取决于大脑发育异常的潜在病因而不是实际的头围。胎儿小头畸形的神经发育预后和认知障碍风险似乎与其严重程度相关(仅低于某一特定阈值3个标准差),但是相关性弱。新生儿身高和体重发育正常通常与神经发育良好相关。在大多数病例中,如果没有发现潜在病因,而仅仅发现胎儿头围一过性缩小,后无进行性缩小,说明新生儿预后较好。当发现胎儿头围严重缩小,较平均数低4个标准差和(或)合并其他脑部异常发现时,预示胎儿神经发育结局较差。小头畸形若合并有染色体异常、其他畸形或遗传综合征,预后不良。

【妊娠及随访建议】

(1)当疑似胎儿小头畸形时,应及时转诊至三级超声检查机构,进行进一步评估并优化临床管理方案。

(2)当测量的头围≤均值的3个标准差时,应进行全面和详细的胎儿解剖结构检查,才能确诊胎儿小头畸形,重点是脑部体征、与先天性感染相关的脑外体征、潜在的致畸暴露以及可能的染色体异常或单基因疾病。

(3)当发现胎儿小头畸形时,应该向孕妇提供向母胎医学专家和医学遗传学专家及时咨询的机会,理想情况下,应进行多学科会诊。

(4)妊娠期胎儿小头畸形的评估应包括:①产妇健康评估和与胎儿大脑生长不良相关的产妇健康状况的询问(如苯丙酮尿);②潜在的致畸和环境暴露的详细询问与评估;③详细的家族史和父母头围的评估;④潜在感染原因的评估;⑤在有临床指征时,讨论其他的检查,如染色体分析或单基因分析。

（5）产前超声检查一旦发现胎儿小头畸形，可以考虑胎儿 MRI，潜在的一些检查发现可能会改变妊娠的临床管理。胎儿 MRI 结果应由具有胎儿磁共振成像专业知识的放射科医生评估。

（6）如果疑似胎儿小头畸形，妊娠继续，应定期进行产前超声检查，以评估小头畸形的变化，并进一步检测既往未发现的其他异常，因为这可能影响产科咨询以及围生期管理。

（7）对出生后的新生儿进行全面的评估，对于未来妊娠的病因、预后和复发风险的诊断和咨询至关重要，特别是在产前尚未明确病因时。

（8）根据潜在的病因或既往可能受影响的妊娠没有确定诊断的情况，应考虑进行超声转诊，以评估未来妊娠的胎儿头部生长情况。

## 三、狭颅症

狭颅症又称颅缝早闭或颅缝骨化症，是指出生时或出生后一条或多条颅缝过早闭合或骨化所致颅骨发育障碍的先天性畸形，发病率约为 1/2500。在生长发育过程中颅缝过早闭合，以致颅腔狭小，不能适应脑的正常发育，可表现为颅内压升高、发育迟缓、智力低下、精神活动异常、癫痫发作等。治疗方法首选手术，一般于出生后 6 个月至 1 岁时手术。

【病因病理】

Converse 等学者认为本病是一种先天性发育畸形。但总的说来其病因还不明确，可能与胚胎期中胚叶发育障碍有关，也可能是骨缝膜性组织出现异位骨化中心所致，还可能与胚胎某些基质缺乏有关，少数病例有遗传因素，个别病例可因维生素 D 缺乏病和甲状腺功能亢进所致。Park 和 Power 曾提出本病发生的基本原因在于颅骨间质束成长不全，以致颅骨减小和骨缝组织过早骨化。

【症状】

### 1.头颅畸形

临床表现因早闭的颅缝不同而异。

（1）所有颅缝均过早闭合，形成尖头畸形或塔状头。

（2）矢状缝过早闭合，形成舟状头或长头畸形。

（3）两侧冠状缝过早闭合，形成短头畸形或扁头畸形。

（4）一侧冠状缝过早闭合，形成斜头畸形。

### 2.脑功能障碍

患儿智力低下，精神萎靡或易于激动，可出现癫痫、四肢肌力减弱等神经症状。

### 3.颅内压升高

头痛、呕吐和视乳头水肿等颅内压升高表现，晚期发生视神经萎缩、视野缺损甚至失明。

### 4.眼部症状和其他

由于眼眶变浅,可引起突眼和分离性斜视等。常合并身体其他部位畸形,如并指(趾)、腭裂、唇裂及脊柱裂等。

【产前检查】

(1)产前超声诊断颅缝早闭有难度。正常颅缝呈低回声,若发现其消失,伴其他颅缝扩大,可作为诊断的直接征象。其他间接征象如胎头指数异常、颅骨形状异常和(或)面部形态异常(如眼距过宽或过小)可在颅缝闭合前 4～16 周出现。若胎头指数<70%或>85%,则分别提示舟状头畸形和短头畸形(图 6-7、图 6-8)。尽管胎头指数在长头畸形胎儿中较低,但并不适用于孕中期筛查,也无法用于发现三角头畸形(图 6-9)。三维超声可直观地显示病理性颅缝和囟门,在畸形的发现和测量上较为精确。

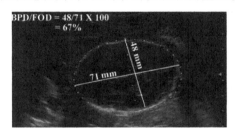 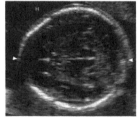 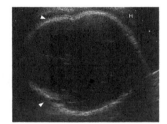

图 6-7 舟状头畸形　　　图 6-8 短头畸形　　　图 6-9 三角头畸形

(2)胎儿 MRI 对于软组织显示清晰,可明确脑组织发育及受压情况,并明确是否合并继发性小脑扁桃体下疝、脑积水、其他中枢神经系统畸形等。

(3)基因检测:至少有 57 种基因突变已被证明和颅缝早闭症相关。由于相关基因突变的一致性强,外显子测序、全基因组测序可以帮助常规基因检查结果阴性的患者找到致病基因突变。

【出生后治疗】

手术是治疗狭颅症的唯一方法。目的为扩大颅腔,缓解颅内压,使脑组织能够正常发育,保护视力,均应尽早手术治疗,出生后 6 个月～1 岁内施行手术效果较好,脑功能障碍和头颅畸形均可有明显改善。

(1)内镜手术:6 个月以下的婴儿可以考虑采用微创手术治疗。外科医生经由头皮上的小切口插入发光管和摄像头(内镜),切除受累骨缝,使婴儿的大脑能够正常生长。与开放手术相比,微创手术的切口较小,通常仅需要住院 1d,且通常不需要输血。

(2)开放手术:一般 6 个月以上的婴儿,做开放手术。外科医生在头皮和颅骨上切开一个切口,然后重塑颅骨中受影响部分。颅骨位置用可吸收的板和螺钉固定。开放手术通常需要住院三四天,通常需要输血。开放手术一般为一次性手术,但在病情复杂的情况下,往往需要多次开放手术来矫正头型。

(3)头盔治疗:在做完微创手术后,需要每隔一定时间前往门诊,给婴儿戴上头盔,帮助颅骨塑形。外科医生会根据颅骨外形对治疗的反应速度决定头盔治疗的时长。如果进行了开放手术,则之后无须戴头盔。

【患儿预后】

颅狭症的治疗效果和畸形的严重程度、手术的早晚有直接关系。某种程度上,手术干预后患儿的颅高压症状、高级认知功能均会在不同程度上改善。

【妊娠及随访建议】

若超声发现胎儿颅缝早闭可能,可以进一步完善 MRI,也可以考虑做羊水穿刺检查。若发现胎儿合并其他严重畸形,可咨询产科医生及遗传学医生,适时终止妊娠。若继续妊娠,孕期必须要定期孕检。胎儿出生后,需不定期的健康检查。平时注意关注胎儿的头形,同时结合胎儿的生长和智力发育表,评估胎儿的生长发育和智力发育情况,若发现异常,及时到医院就诊。

# 四、颅裂

颅裂是先天性颅骨缺损,多与胎儿胚胎期发育不全有关,主要表现为颅骨的先天性局部缺损,多数合并颅内容物的膨出并形成肿块。膨出的脑组织常有发育畸形、扭曲,但其组织学大多正常,部分患儿可有皮质萎缩、脑组织肥厚、局部坏死甚至液化、局部脑室扩大并发脑积水等。膨出的部位多为正常皮肤覆盖,但也可仅为一层薄膜,后一种情况也称为露脑畸形。颅裂多发生于头颅的枕部,鼻根部和前颅窝底部较少见。颅裂可分隐性和显性两类,前者只有简单的颅骨缺失,无隆起包块;后者则有隆起的囊性包块,故也称囊性颅裂。据包块的内容物又可分:①脑膜膨出;②脑膨出;③脑膜脑膨出;④脑囊状膨出;⑤脑膜脑囊状膨出。本病发病率无地区及男女差别,但较脊柱裂少,主要为手术治疗。隐性颅裂和显性颅裂中的脑膜膨出、脑膨出,预后较好,其余均差。

【病因病理】

目前主流观点认为该病为先天发育异常,与胚胎期神经管发育不良有关。正常妊娠数周后,外胚层有神经管形成,同时中胚叶发育成骨、软骨、纤维组织、脂肪、血管等。大约在胚胎第4周末时神经管已完全闭合,若神经管在闭合过程中发育不良或闭合不全,有中胚叶形成的颅骨、脑膜及蛛网膜下腔等发育发生障碍,就会形成此种畸形,且闭合时间越晚的部位发生的概率越高。患儿母亲存在孕期感染、外伤和服药史,可能会增加患儿出生后患颅裂的风险。

【临床表现】

(1)隐性颅裂无局部和神经症状,多因其他原因做头颅 X 线检查时才发现颅骨缺损。

(2)显性颅裂(也称囊性颅裂):在出生时即可发现枕部中线或鼻根部囊性膨出物,表面可有皮肤或薄膜样结构覆盖。如见膨出物有搏动或婴儿哭闹时张力增加,则表示其与颅内相通。单纯脑膜膨出者透光试验阳性。有脑膜脑膨出者,可见脑组织的阴影,并且智力低下。

(3)发生在枕部的脑膜膨出者,可有视力障碍;发生在鼻根部的膨出者,可出现颜面畸形,鼻根部变阔并隆起,而眼被挤向两侧,使眶距增宽。

【产前检查】

可行胎儿超声、CT(可给予低放射剂量)或 MRI 检查,明确诊断。

(1)胎儿超声显示胎头旁有包块回声。脑膜脑膨出时,包块内可见实质性不规则回声,并可显示相应的颅骨缺损。颅内结构异常改变,如脑积水、中线偏移、脑结构紊乱、后颅窝池消失等。(图 6-10)

(2)CT 可显示颅骨缺损及向外膨出囊性肿物,若为脑膜的脑膨出,可见与脑组织密度相当的膨出物,并可见脑室的大小、移位、变形等。因 CT 辐射较大,可能对胎儿产生一定影响,一般不作为首选。

(3)MRI 可清楚地看见颅骨缺损及由此膨出的脑脊液、脑组织、脑血管及硬脑膜组织信号的肿物,并可见颅内其他结构的改变及畸形的表现。(图 6-11)

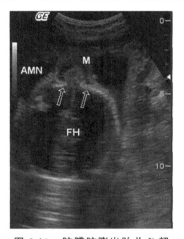

图 6-10　脑膜脑膨出胎儿 B 超

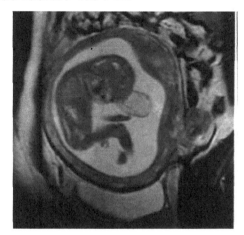

图 6-11　脑膜膨出胎儿 MRI

注:箭头指部分颅骨缺损。

【出生后治疗】

## 1.治疗原则

(1)隐性颅裂无须手术治疗。

(2)显性颅裂只有通过手术治疗才能痊愈,最好在出生后 6～12 个月手术治疗,切除膨出囊,还纳膨出的脑组织等内容物,修补裂孔。

(3)若合并脑积水,可先治疗脑积水。

(4)预防感染、对症治疗等。

## 2.手术方式

手术一般分颅外法和颅内法两种。

(1)颅外法适用于枕部、顶部膨出及个别的鼻根部骨缺损较小的患儿。皮肤切开后,分离囊壁达骨缺损的边缘,在囊顶部切开囊壁,如有脑膨出,应尽量还纳到颅内,缝合修补。

(2)颅内法适用于颅底鼻根部、鼻咽部或眼眶部膨出的患儿。沿发际线内缘切口,通过硬脑膜外或硬脑膜内入路,进行膨出囊的修补。

特别注意:如肿物已经破溃,有脑脊液外漏,应急诊手术。肿物破溃并已合并感染者,应先控制感染后再择期手术。

【患儿预后】

枕部颅裂常为显性颅裂,伴脑组织膨出,患儿常合并脑发育不全、智力低下及肢体痉挛性瘫痪,预后不良。顶部颅裂如果没有脑组织膨出,仅有脑膜膨出,手术切除后预后较好,若有大量脑组织膨出,难以长大成人。额鼻部裂者若无神经系统症状,可活至相当大年龄,手术治疗成功者预后亦好。合并脑积水者预后差。

【妊娠建议】

(1)避免近亲结婚和高龄、低龄生育,孕早期防止接触放射线和避免病毒感染,谨慎用药,增加营养,围婚期补充叶酸、锌可降低神经管缺陷率。

(2)B超、母血和羊水查甲胎蛋白、MRI等检查可在妊娠期发现本病,可早期诊断,对膨出严重预后差者应考虑终止妊娠。

(3)注意孕妇围生期保健,避免胚胎期间的不良因素影响,如感染、代谢性疾病中毒等。

# 五、Dandy-Walker 综合征

Dandy-Walker 综合征又称 Dandy-Walker 畸形、第四脑室孔闭塞综合征、非交通性脑积水,表现为一系列颅后窝的异常,包括第四脑室及小脑延髓池扩张、小脑蚓部全部缺失或部分缺失,部分患儿存在侧脑室扩张。其相关异常包括变异型 Dandy-Walker 和单纯小脑延髓池扩张。本病的发病率约为 1/30000,是 4%~12%胎儿脑积水的原因。分型见表 6-2。

表 6-2　Dandy-Walker 综合征分型的表现

| 分型 | 第四脑室 | 小脑延髓池 | 小脑蚓部 | 侧脑室扩张 |
| --- | --- | --- | --- | --- |
| 经典型 Dandy-Walker | 扩张 | 扩张 | 完全或部分缺失 | 大部分有 |
| 变异型 Dandy-Walker | 正常 | 可扩张或正常 | 下蚓部缺失 | 可有 |
| 小脑延髓池扩张 | 正常 | 扩张 | 正常 | 大部分无 |

【病因】

Dandy-Walker 综合征的病因是多样化和非特异性的,包括隐性遗传综合征如 Meckel-Gruber 综合征和 Walker-Warburg 综合征,以及染色体异常如 13-三体综合征、18-三体综合征等,也可以是某些致畸因素如酒精、糖尿病、风疹病毒、巨细胞病毒等所致。

【病因病理】

第四脑室中间孔或侧孔被先天性纤维网、纤维带或囊肿闭塞,枕大池被先天性脑脊膜膨出、小脑异位或脑膜感染粘连阻塞,以及颅后窝中线肿瘤可造成程度不同的脑积水。第四脑室囊性扩张,向后突入小脑延髓池,形成一个增大的小脑延髓池。还向上压迫小脑蚓部,造成小脑蚓部完全或部分缺失,其中部分缺失者以下蚓部缺失多见。同时由于脑脊液通路受

阻,有不同程度的侧脑室扩张。目前部分学者研究发现,部分 Dandy-Walker 综合征患儿在解剖上没有发现第四脑室正中孔或侧孔的闭锁,所以提出导致该异常的原因在于侧脑室和第三脑室产生的脑脊液与第四脑室的脑脊液通路之间的相对失衡。也有学者认为是第四脑室的顶在形成过程中的异常所致(图 6-12)。

　　Dandy-Walker 综合征可能是一组中线结构缺陷。在中线结构异常中,约 18% 的病例合并 Dandy-Walker 综合征。所以,有人认为应该将其归类于全前脑、胼胝体缺失等中线结构异常。

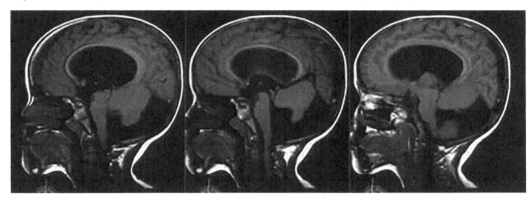

图 6-12　Dandy-Walker 综合征的 MRI 表现

【症状】

　　Dandy-Walker 综合征虽然有时产前并未见脑积水,但是产后常可出现程度不一的脑积水,多于出生后 6 个月内出现脑积水和颅内压升高症状,亦可伴有小脑症状和颅神经麻痹症状。后天梗阻性多见于颅后窝肿瘤,表现为进行性颅内压升高症状、小脑症状和颅神经损害症状。CT 可见第四脑室以上脑室系统对称性扩大、脑水肿和颅后窝占位征象。

　　典型的 Dandy-Walker 综合征主要临床表现:脑积水、颅内压升高、小脑性共济失调、神经麻痹、智力低下、头部不能竖起、坐立困难、痉挛性脑瘫、癫痫发作。严重者可出现痉挛状态、双侧病理征阳性,还可因压迫延髓呼吸中枢导致呼吸衰竭而死亡。

　　变异型 Dandy-Walkey 综合征和小脑延髓池扩张的临床表现并不明确,如不合并其他畸形,一般预后良好。

【产前检查】

　　产前经腹四维超声检查是产前诊断的主要检查方法。诊断胎儿后颅窝增大和变异型 Dandy-Walker 综合征的标准尚未明确建立。当后颅窝大于 10mm 时,可疑后颅窝增大。当发现第四脑室和后颅窝有明显的交通时,可疑变异型 Dandy-Walker 综合征。

　　在孕早期及孕中期做阴道超声检查(尤其是阴道四维彩超),使 Dandy-Walker 综合征的诊断率获得大大提高。虽然有报道称孕 13~15 周就可发现本病异常声像图表现,但由于孕 16 周前正常胎儿也能观察到后颅窝与第四脑室相通的现象,直至孕 16 周后这条通道才被渐渐发育的小脑蚓部充填而变窄、消失,因此孕 16 周前诊断本病需十分慎重,建议孕 18 周或更晚时进行复查。即使是在孕中期和孕晚期,扫描的角度太过倾斜也会造成后颅窝过大甚至蚓部缺损的假象。除了后颅窝及侧脑室异常改变外,50%~68% 的病例还合并其他部位的中枢神经系统异常和中枢神经系统以外的异常改变。这些异常包括：胼胝体缺失、脂肪瘤、中脑导水管狭窄、小头畸形、脑膨出、非特异性脑回畸形、多囊肾、心脏室间隔缺损、面部畸形和多指(趾)等。

典型 Dandy-Walker 综合征由于异常明显，诊断不难，基于目前的证据和经验，产前超声表现见图 6-13、图 6-14。

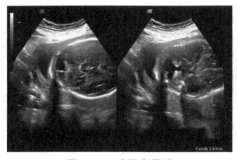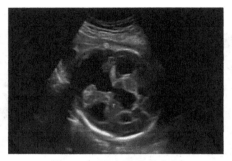

图 6-13　后颅窝囊肿　　　　　　　　图 6-14　双小脑半球分开

(1)完全性或部分性小脑蚓部缺失。

(2)第四脑室扩张及后颅窝囊肿，且两者相互贯通，后颅窝大于等于 10mm。

(3)双小脑半球分开。

(4)侧脑室扩张：产前约有 20％的患儿有侧脑室扩张(＞10mm)，产后脑积水进行性加重，1 岁前 78％的病例有脑积水。脑积水的严重程度与后颅窝囊肿的大小、蚓部缺失的多少不一定成正比。后颅窝囊肿可大可小，较大的后颅窝囊肿可将小脑推向小脑幕，小脑幕抬高，双小脑半球极度分开。小脑蚓部部分缺失者多表现为下蚓部缺失，做小脑上部横切时仍可见部分蚓部回声。

对于变异型或一些不典型，甚至一些产前症状不明显，而产后才会表现相关症状的病例，诊断并不容易。日常工作中我们遇到的典型 Dandy-Walker 综合征并不多，大部分都是相对较小的异常，尤其是小脑蚓部部分缺失的诊断无明确标准，假阳性率和假阴性率都很高，因此变异型 Dandy-Walker 综合征产前诊断困难，应谨慎。产前四维超声第三平面成像方法定量分析 Dandy-Walker 综合征胎儿小脑蚓部发育具有重要的辅助诊断价值。

Dandy-Walker 综合征是中枢神经系统发育异常的先天性畸形，预后较差，因此很有必要在妊娠期进行筛查，行超声、MRI 以及分子遗传学联合筛查。

【出生后治疗】

目前 Dandy-Walker 综合征主要以手术治疗为主，有临床症状的 Dandy-Walker 综合征可考虑外科治疗，主要有 3 种方式。

(1)若无脑积水，可行单纯囊肿切除术。

(2)囊肿分流术或脑室分流术。

(3)脑室和囊肿双分流术。

随着神经内镜在临床上的应用，内镜下第三脑室底造瘘术被认为是解除 Dandy-Walker 综合征的梗阻性脑积水很有效的方法。随着微创理念的深入，应用神经内镜将成为首选治

疗方案

【患儿预后】

总死亡率为 35%，具体情况取决于伴发畸形；典型的 Dandy-Walker 综合征患儿出生 1 年后多出现脑积水和神经功能症状，手术后的患儿 40%~70% 智力发育水平低于正常。如单纯的小脑下蚓部缺失，不合并其他畸形，预后良好。

【妊娠建议】

本病预后不良。如确诊本病，应建议及时终止妊娠。如果至孕晚期才诊断，应做染色体检查。对那些具有严重染色体异常（如 18-三体综合征、13-三体综合征）的胎儿，仍建议终止妊娠。

## 六、先天性蛛网膜囊肿

蛛网膜囊肿属于先天性良性脑囊肿病变，是发育期蛛网膜分裂异常所致的。囊壁多为蛛网膜、神经胶质及软脑膜，囊内有脑脊液样囊液。囊肿位于脑表面、脑裂及脑池部，不累及脑实质。多为单发，少数多发。本病多无症状，体积大者可同时压迫脑组织及颅骨，出现神经症状及颅骨发育改变。本症多见于儿童及青少年，男性较多，左侧较右侧多见。蛛网膜囊肿分为先天性和获得性两种，前者为软脑膜发育异常所致，后者多继发于出血、外伤或感染。蛛网膜囊肿大约占新生儿颅内占位的 1%。蛛网膜囊肿通常位于主裂面上的大脑表面。通常，蛛网膜囊肿位于幕上，60% 位于中颅窝，10% 在四叠体池，10% 在鞍上池，10% 在大脑凸面，10% 在后颅窝。按部位不同可分为颅内型及脊髓型两类（图 6-15）。颅内型多位于脑表的相关脑池。脊髓型可位于硬膜外、硬膜内或神经鞘膜，引起相关神经根性症状、体征。蛛网膜囊肿通常是孤立的。与染色体异常和胼胝体发育不全有罕见的相关性，主要是 18-三体综合征或 12-三体综合征。

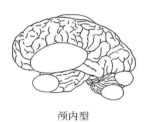

颅内型　　　　　　脊髓型

**图 6-15　蛛网膜囊肿的部位**

【病因病理】

先天性蛛网膜囊肿发病原因尚不清楚，有以下推测。

(1)本病发生原因可能是在胚胎发育时，小块蛛网膜落入蛛网膜下腔内发展而成。即囊肿位于蛛网膜内，镜下可见蛛网膜在囊肿四周分裂为两层，外层构成囊肿表面部分，内层构成囊底，在软脑膜与囊底之间仍有一蛛网膜下腔。

(2)还有人认为在胚胎发育时，脉络丛的搏动对脑脊液起泵作用，可将神经组织周围疏松的髓周网分开，形成蛛网膜下腔，如早期脑脊液流向反常，则可在髓周网内形成囊肿。

(3)因本病常伴有其他先天性异常，如囊肿内有异位脉络丛、大脑镰局部缺失以及眶板、颞叶及颈内动脉缺失等，均证实本病基本原因为脑发育不全。

蛛网膜囊肿不断增大的原因目前亦无统一意见,可能:①囊肿壁有小孔与蛛网膜下腔相通,脑脊液自此孔不断流入囊内,小孔起活瓣作用,因颅底动脉搏动,囊肿逐渐增大。亦可能为某种因素致小孔堵塞而引起颅内压升高。②囊内有异位脉络丛,分泌过多的脑脊液,脑脊液不能吸收所致。③有的病例囊肿与蛛网膜下腔不相通,囊液中蛋白增加,囊内外渗透压差引起囊肿逐渐增大。④囊内或囊壁上静脉出血,使囊腔迅速增大。

【临床表现】

蛛网膜囊肿患者大多无症状,部分因囊肿对脑实质的压迫或继发硬膜下血肿等,才出现发作性头痛、癫痫、神经功能障碍等。

儿童常见症状和体征:颅内压升高、头颅增大、癫痫、精神运动性阻滞及发育迟缓。

成人常见症状和体征:规律性发作的头痛、局部神经功能缺陷。

典型的四叠体池囊肿症状还包括视力损害、共济失调步态。

【临床特点】

(1)可出现在中枢神经系统的任何部位,包括脊椎管,最常见的部位为大脑半球表面的几个主要脑沟(大脑侧、中央沟和半球间),其次为蝶鞍区、颅前窝和颅中窝,少见于颅后窝。

(2)产前诊断的多为幕上囊肿,位于中线、侧裂和环池。

(3)大的囊肿压迫室间孔或后方的导水管,阻塞基底池,可引起梗阻性脑室扩大。

(4)极少合并其他畸形,可以合并的畸形有法洛四联症、骶尾部肿瘤和神经纤维瘤病。

(5)大部分产前诊断都在孕晚期。

【产前检查】

产前检查仍以超声为主(图 6-16),对确诊直径大约 2.0cm 的蛛网膜囊肿或合并其他脑畸形的胎儿可行 CT 和 MRI,进一步确诊(图 6-17)。

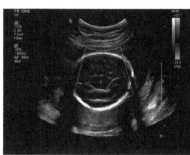
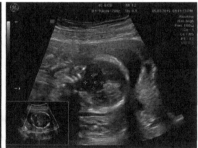

图 6-16　超声图像

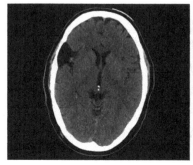
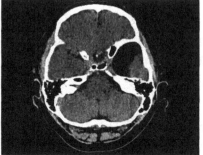

图 6-17　CT 图像

【出生后治疗】

### 1.治疗原则

(1)90%的囊肿体积不会增长。对于无明显临床症状者,定期随诊,无须外科治疗。

(2)各类蛛网膜囊肿的治疗原则:鞍上池囊肿占比为8%～15%,由于直接阻塞脑脊液循环,常合并梗阻性脑积水,一旦出现高颅压症状,如头痛、恶心、呕吐等,应该积极手术治疗;后颅窝囊肿占比为38.2%,临床上较为常见,但分型极为复杂,手术治疗应持慎重态度。单纯扩大的大枕大池无须手术治疗。只有脑池造影显示脑脊液循环障碍或囊肿内造影剂充盈不良的蛛网膜内蛛网膜囊肿适合手术治疗。由于后颅窝囊肿术后易出现张力性硬膜下积液、脑积水加重、囊肿无变化却头痛加重等并发症,因此无临床症状时不建议手术;当合并梗阻性脑积水出现高颅压症状时,建议行三脑室底部造瘘,解除脑积水,更为安全有效;内镜下双开窗造瘘应该慎之又慎,一旦造瘘失败应及时行囊肿—腹腔分流术加以补救。中颅窝囊肿又称颞叶囊肿,发生率最高,约占儿童颅内蛛网膜囊肿近一半。儿童颞叶蛛网膜囊肿的手术适应证:①年龄为1～6岁,囊肿最长径>5cm,对毗邻脑组织压迫明显;②优势半球出现语言等认知功能发育迟缓;③局部骨质膨隆,进行性生长;④囊肿有破裂史;⑤囊肿巨大,脑组织挤压明显甚至中线移位,年龄可适当放宽。

### 2.手术方式

(1)引流囊肿:内引流囊液至硬膜下腔。囊肿—腹腔分流,将囊液引流至腹腔内。

(2)囊壁切开:开颅手术,切除囊肿。行各种内窥镜技术以及激光辅助技术切除囊肿。

(3)钻孔或针刺抽吸引流囊液。

【患儿预后】

预后一般良好,超过70%的病例无临床症状。囊肿的位置影响预后。颞区预后最好,超过90%的病例完全康复或仅有轻微的障碍,没有死亡病例。其他位置预后明显差,颅后窝的预后最差。

部分患儿可能会出现癫痫、轻微的运动或感觉障碍和脑积水。若产后立即手术引流,可取得较好的预后。

如未发现其他畸形,单纯颞区的蛛网膜囊肿不需要产科特殊处理,其他位置的可向孕妇告知风险。继续妊娠者应定期超声观察囊肿的大小及脑组织受压的情况。

【妊娠建议】

胎儿单纯颅内蛛网膜囊肿,一般可自然消退,建议继续妊娠,每4周超声检查1次,观察囊肿的大小和可能导致的侧脑室扩张,产后随诊。如合并其他脑部异常建议行胎儿大脑MRI。

分娩建议:选择有新生儿监护室和小儿神经外科的医院,胎儿头围大于40cm时建议行剖宫产。

## 七、Arnold-Chiari 畸形

Arnold-Chiari 畸形又称小脑扁桃体下疝畸形,是小脑扁桃体经枕骨大孔疝入至颈椎管

内形成的先天性畸形,多伴发脑积水、脊柱裂、脊髓脊膜膨出、脊髓空洞症等多种先天性畸形。本病首先由 Hans Chiari 在 19 世纪末提出,后由其他学者补充,共分为 4 型,多数为Ⅰ型或Ⅱ型。

Ⅰ型是临床表现最轻的一型,又称原发性小脑异位,表现为小脑扁桃体下疝至枕骨大孔水平以下,进入椎管内,延髓轻度向前下移位,第四脑室位置正常。常伴颈段脊髓空洞症、颅颈部骨畸形。

Ⅱ型最常见,不仅有小脑扁桃体疝入椎管内(伴或不伴蚓部),脑桥、延髓、第四脑室下移,正常的延颈交界处呈扭结样屈曲变形,某些结构如颅骨、硬膜、中脑、小脑等发育不全,90%病例有脑积水,常合并脊髓空洞症、神经元移行异常、脊髓脊膜膨出等(图 6-18)。

Ⅲ型为最严重的一型,罕见。表现为延髓、小脑蚓部、四脑室及部分小脑半球疝入椎管上段,合并枕骨发育异常、枕部脑膜脑膨出、脊髓空洞及脊髓栓系综合征,并有明显头颈部畸形、小头畸形等。

Ⅳ型,极少见,伴有明显的小脑、脑干发育不全,但不疝入椎管内,常在新生儿时期死亡。

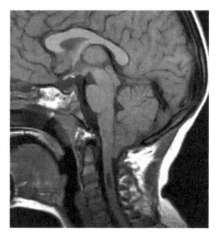

图 6-18　Ⅱ型 Aynold-Chiari 畸形的 MRI 表现

【病因病理】

可能与后颅窝中线结构胚胎期的发育异常有关。后颅窝容积小、颅内压升高、小脑与脑干发育比例失调在发育成长过程中亦可导致小脑扁桃体慢性疝入椎管。部分病例还可能与遗传因素、外伤有关。

【临床表现】

小脑扁桃体下疝畸形起病缓慢,女性多于男性,年龄为 13～68 岁,平均为 38 岁。Ⅰ型多见于儿童及成人,Ⅱ型多见于婴儿,Ⅲ型多见于新生儿期,Ⅳ型常于婴儿期发病。

最常见的症状为疼痛,一般为枕部、颈部和臂部疼痛,呈烧灼样放射性疼痛,少数为局部性疼痛,通常呈持续性,颈部活动时疼痛加重。

其他症状有眩晕、耳鸣、复视、走路不稳及肌无力。Ⅰ型临床上可无症状,或有轻度后组脑神经及脊神经症状。Ⅱ型临床上常有下肢运动、感觉障碍和小脑症状。Ⅲ型多见于新生儿,临床上常有下肢运动、感觉障碍,脑积水,脑干和脊髓受压症状,小头症状。

常见的体征有下肢反射亢进、上肢肌肉萎缩。多数患者有感觉障碍,上肢常有痛温觉减退,而下肢则为本体感觉减退。眼球震颤常见,发生率为43%。软腭无力伴呛咳常见。视盘水肿罕见,而有视盘水肿者多伴有小脑肿瘤或脑桥肿瘤。

【产前及出生后检查】

产前检查以胎儿三维超声发现可疑的小脑改变为主,脑脊液引流和压力的改变,开放性神经管缺损致后颅窝收缩和典型结构改变。延髓、小脑蚓下部、小脑扁桃体、脑桥和第四脑室通过枕骨大孔向尾侧移位。以下为常见的Ⅱ型超声检查图片(图6-19)。

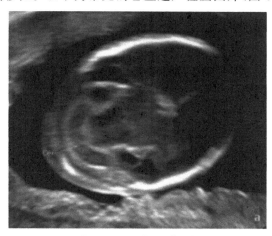

图6-19 小脑"香蕉征"

小脑"香蕉征"(97%)和"柠檬征",孕24周后几乎无法检测到。

在45%~63%的病例中,开放性神经管缺损导致脑室增宽。神经管缺陷通常是孤立的,无家族史。10%的病例能发现相关的染色体异常。

出生后行矢状位头颈部MRI可清晰显示小脑扁桃体下疝程度,以及继发脑积水、脊髓空洞等情况,可明确诊断,其他辅助检查包括CT、头颅颈椎X线检查、脑脊液检查等。

【出生后治疗】

**1.治疗原则**

(1)无明显临床症状者,定期随诊,症状轻微或仅有枕颈部疼痛可予以药物治疗。

(2)小脑扁桃体下疝畸形的主要治疗手段为手术治疗,手术的目的是解除枕骨大孔和上颈椎对小脑、脑干、脊髓、第四脑室及该区其他神经结构的压迫,在可能的范围内分离枕大池正中孔和上颈髓的蛛网膜粘连,消除神经症状,缓解脑积水。

凡患者出现梗阻性脑积水或颅内压升高,有明显神经症状如因脑干受压出现喉鸣、呼吸暂停、发绀发作、角弓反张、Horner综合征、吞咽反射消失以及小脑功能障碍等均应行手术治疗。

**2.手术方式**

(1)多采用枕下开颅,上颈椎椎板切除减压术。

（2）有梗阻性脑积水的要行脑脊液分流术。

（3）小脑扁桃体下疝畸形合并脊髓空洞者应行枕大孔区减压空洞引流术,解除第四脑室出口处梗阻和脊髓的积水。

**【患儿预后】**

符合手术适应证的患儿应及早行手术治疗。症状出现2年内手术治疗效果最好,疼痛常可在术后缓解,肢体力弱不易改善,尤其已有肌肉萎缩者。脊髓空洞影像学改善率可高达90%以上,相关症状缓解率可达60%～70%。

**【妊娠建议】**

首先做好婚检,再怀孕,孕早期避免感冒,避免用药,孕期保持良好心态,维持好的生活习惯,禁止饮酒,定期产检,远离猫、狗等宠物,注意出入安全,避免受伤,防止先天性畸形儿的出生。

# 八、枕骨大孔区畸形

枕大孔区畸形是指枕骨、上颈椎的脑、脊髓先天性畸形。颅颈移行部为一特殊区域,发育过程相当复杂。如果胎儿在发育过程中受到某种影响,则可形成多种畸形,临床上包括:颅底陷入症、扁平颅底、寰椎枕化、寰枢椎脱位、颈椎融合和小脑扁桃体下疝。枕骨大孔区解剖结构见图6-20。

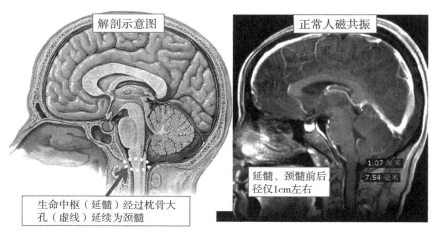

图6-20　**枕骨大孔区解剖结构**

**【分类】**

### 1.颅底陷入症

是一种颅底及上颈椎发育畸形,系指以枕骨大孔为中心,周围的颅底结构向颅内陷入,枢椎齿状突高出正常水平,甚至突入枕骨大孔,枕骨大孔前后径缩短和颅后窝狭小,因而使延髓受压和局部神经受牵拉。

### 2.扁平颅底

是指蝶骨体长轴与枕骨斜坡构成的颅骨基底角变大。基底角是蝶鞍中心点和鼻根部及枕骨大孔前缘连线构成的角度。正常值是 $123°\sim143°$,超过 $143°$ 即为扁平颅底。

### 3.寰椎枕化

枕骨与寰椎部分或完全融合,寰椎成为枕骨的一部分,引起寰椎旋转或倾斜,颈椎位置上升,枢椎齿状突亦随之上升,重度者可造成延髓或颈髓的压迫。

### 4.寰枢椎脱位

由于寰椎韧带、枢椎齿状突发育不良或齿状突分离,寰椎向前、枢椎向后脱位,以致该段椎管管腔狭窄。

### 5.颈椎融合

这一病变使得颈椎数目减少,颈项缩短,颈部运动受限,头颅重心前移,使头颅倾斜或旋转。

### 6.小脑扁桃体下疝(Arnold-Chiari 畸形)

颅后窝中线结构在胚胎时期发育异常,导致延髓下段移入椎管,小脑扁桃体异常延长,呈楔形,并向下移位至枕骨大孔前后唇连线以下 3mm 以上,往往伴有延髓和第四脑室尾向移位,部分患儿伴有脑、脊髓积水。

【症状】

(1)颈项短粗,后发际低,面颊不对称。

(2)有颈神经根刺激症状。

(3)有颅内压升高症状,在脑脊液循环受阻而产生脑积水时,可引起头痛、呕吐、视力障碍和视乳头水肿等症状。

(4)有眩晕、共济失调、面部感觉减退和视力障碍等椎动脉供血不足症状。

(5)有脑神经和上颈神经受累症状,表现为枕颈部疼痛、面部麻木、声音嘶哑、吞咽困难和舌肌萎缩。

(6)有延髓和上颈髓受压症状,可出现偏瘫、四肢瘫、偏侧或四肢感觉障碍、腱反射亢进、病理反射阳性、括约肌功能障碍和呼吸困难。

(7)有小脑症状,表现为步态不稳、共济运动障碍和眼球震颤等。

【辅助检查】

### 1.X 线片

X 线片可显示伴发的头颅或颈段椎管畸形,如颅面比例失调、低位横窦、颅后窝小、颅底凹陷、寰枢椎半脱位、寰枕融合等。在 X 线片的颅颈侧位像上,自硬腭后缘至枕骨大孔的后上缘做一连线,如枢椎齿状突超出此连线 3mm 以上,即可确诊为颅底凹陷。

### 2.头颅 MRI

能清晰显示延髓、颈髓的受压部位和有无小脑扁桃体下疝。

【治疗】

### 1.手术指征与目的

有神经结构受压症状和（或）颅内压升高症状时,特别是 MRI 显示脊髓空洞、脊髓积水形成,需手术治疗。目的为消除压迫和降低颅后窝压力,维持颅颈交界处稳定。

### 2.手术原则

(1)根据延髓-颈髓受压的情况,分别采用前路或后路手术减压。

(2)凡颅颈交界处不稳定者,应做内固定。

### 3.预后

一般预后良好。病情严重或已发生神经退行性变者,手术多可缓解症状和防止病情发展。

# 九、先天性脑积水

先天性脑积水也称婴儿脑积水,是由于脑脊液分泌过多、循环受阻或吸收障碍,脑脊液在脑室系统和蛛网膜下腔内不断积聚,继发脑室扩张、颅内压升高和脑实质萎缩等。

婴儿因颅缝尚未闭合,头颅常迅速增大。临床上分为交通性脑积水和阻塞性脑积水两类。

(1)交通性脑积水:脑脊液循环通路畅通,但因脑脊液分泌过多或蛛网膜吸收障碍导致脑积水。

(2)阻塞性脑积水:脑脊液循环通路上的某一部位受阻导致脑积水,多伴有脑室扩张。大多数先天性脑积水为阻塞性脑积水。

【病因病理】

### 1.病因

可以是先天发育异常导致的,也可以是颅内感染、出血、肿瘤、寄生虫等后天原因导致的。

### 2.病理

脑积水病理特点是脑室扩张,可表现为第三脑室以上或侧脑室的扩张,也可以是全脑室系统的扩张。脑实质因长期受压变薄,脑回平坦,脑沟消失,脑白质萎缩明显,胼胝体基底核及四叠体最易受到损害。

【症状】

早期可不影响患儿的生长发育,晚期可见生长停滞,智力下降。部分患儿脑积水发展到一定时期自行停止进展。主要临床表现如下。

### 1.头颅形态异常

头围异常增大是本病的最重要体征。患儿头颅过大,与躯干生长比例不协调,呈头颅大、颜面小、前额突出、下颌尖细的容貌。若头部过重,颈部难以支撑,表现为垂头,通常不能坐或站立(图6-21)。

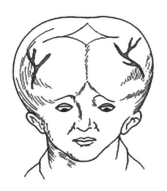

图 6-21　先天性脑积水头型

注:患儿头颅大、颜面小、前额突出、前囟扩大、头皮静脉怒张、双眼球下旋、上部巩膜暴露,呈"落日征"。

### 2.颅内压升高

婴儿期的颅缝未闭对颅内压力有一定的缓冲作用。随着脑积水的进行性发展,颅内压升高及静脉回流受阻征象显现,前囟扩大,张力高,颅缝裂开,头皮静脉明显怒张,精神萎靡、烦躁不安、尖声哭叫等,严重者出现呕吐或昏睡。颅骨变薄,头发稀少,呈特殊头形,叩诊时可出现破壶音。

### 3.神经功能障碍

如果第三脑室后部的松果体侧隐窝扩张明显,压迫中脑顶盖部,可出现眼肌麻痹,类似帕里诺综合征(Parinaud syndrome),表现为双眼球下旋、上部巩膜暴露、眼球下半部被下眼睑遮盖,称为"落日征",是先天性脑积水的特有体征。展神经麻痹也较常见。晚期患儿出现生长停滞,智力下降,嗅觉、视力减退,严重者呈痉挛性瘫痪、共济失调和去大脑强直。

【产前检查】

明显的脑积水在孕12～18周即可通过超声查出。超声检查发现脑室异常扩张即可诊断脑积水。孕18周以后,诊断脑积水的标准是侧脑室宽度大于10mm,以及脉络丛"悬挂"于脑室内。值得注意的是,正常时侧脑室与脉络丛之间也可能发现少量积液,特别是在孕18～20周(图6-22)。

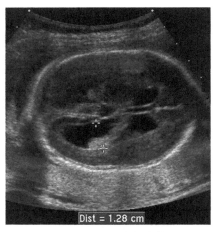

图 6-22　脑积水的超声表现

【出生后检查】

头围测量一般测 3 径。①周径:最大头围,自眉间至枕骨粗隆间。正常新生儿头周径为 33～35cm,出生后 6 个月内每个月增加 1.2～1.3cm。②前后径:自眉间沿矢状线至枕骨粗隆连线的长度。③横径:两耳孔经前囟连线。患儿头围显著增加,可为正常同龄儿头围的数倍(图 6-23)。

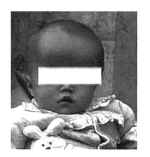

图 6-23　增大的头围

影像学检查。①头颅 X 线片:颅腔扩大,颅骨变薄,颅缝分离,前后囟扩大。②头颅 CT:梗阻性脑积水可见脑室系统扩大,脑实质显著变薄;交通性脑积水时鞍上池等基底池增大,额顶区蛛网膜下腔增宽。脑室周围钙化常提示巨细胞病毒感染,脑内广泛钙化常为弓形虫感染。③MRI 检查:可以清晰地从冠状面、矢状面和横断面显示颅脑影像,发现畸形结构和脑室系统阻塞部位,为明确脑积水的病变部位与性质提供了直接的影像学依据。如侧脑室额角膨出或呈圆形(冠状面)、三脑室呈气球状、胼胝体升高(矢状面)等。

【出生后治疗】

本病的治疗包括手术治疗和药物治疗,以手术治疗为主。做好产前诊断和选择性终止妊娠,可以降低本病的发病率。

## 1.手术治疗

是主要治疗手段,尤其是对有进展的脑积水更应手术治疗,包括:①病因治疗,解除梗阻的病因是理想的治疗方法,可采用大脑导水管成形术或扩张术、第四脑室正中孔切开或成形术。枕骨大孔先天性畸形者可行颅后窝及上颈椎椎板切除减压术等。②减少脑脊液形成,如侧脑室脉络丛切除术等。③脑脊液分流术,常采用侧脑室颈内静脉分流术、侧脑室腹腔分流术、侧脑室心房分流术、三脑室底造瘘术等。

### 2.药物治疗

主要用于抑制脑脊液分泌或增加体内水分的排出,一般作为暂时对症治疗或手术治疗的辅助治疗,不宜长期使用。首选乙酰唑胺,可抑制脑脊液分泌,但此药可引起代谢性酸中毒,亦可选用高渗脱水药物与利尿药物,如甘露醇、呋塞米等,降低颅内压。对有蛛网膜粘连者可试用糖皮质激素。

【预后】

严重的胎儿脑积水部分死于宫内,部分死于新生儿早期。产后若及时治疗,也有11%~30%的死亡率。与脑积水的预后相关的最大因素为是否伴发其他畸形。对于单纯性脑积水患儿,外科干预后预后良好,但也存在手术并发症的问题。部分患儿可能出现智力缺陷和运动功能障碍、癫痫等并发症。

【妊娠建议】

(1)加强产前早期诊断,及早终止妊娠,预防脑积水儿的出生。

(2)宣传优生知识,减少胎次。有关资料表明,胎儿患脑积水的危险度可因孕妇产次增加而升高。两胎以上者脑积水发生率明显上升。因此,宣传优生知识,减少胎次,是预防脑积水儿出生的途径之一。

(3)提倡适当年龄生育。有关资料显示,脑积水畸胎的发生率有随孕妇年龄增加而递增的趋势。一般25~29岁组发生率最低,但差异无显著性,30岁以后发生率就有递增趋势。因此,提倡适当年龄生育,对预防脑积水儿的发生有一定意义。

(4)安全生产,谨防窒息和产伤。孕妇生产时,一定要在环境条件较好的医院生产,在生产过程中不要拖延产程,谨防围产儿窒息,防止产伤。这是预防围生期脑积水儿发生的重要方式。

## 十、颅内血管畸形

颅内血管畸形是由于颅内单根或多根血管异常发育,引起相应部位血管的异常连接,进而导致颅内出血、盗血、占位效应。临床表现:剧烈头痛、癫痫或相应的神经功能障碍。颅内血管畸形又称脑血管畸形,是一组先天性病变,大部分非遗传病,包括动静脉畸形、硬脑膜动静脉畸形、毛细血管畸形、静脉畸形、海绵状血管畸形等。

【病因】

病因不清,目前认为大多数颅内血管畸形与遗传无关,而是在胚胎发育过程中,某种因素触发异常的血管生成或导致持续的血管重塑,进而干扰了原始脑血管丛的正常发育。因此,颅内血管畸形常出生时就存在,但不会遗传给下一代,少数颅内血管畸形是遗传病,如遗传性出血性毛细血管扩张症和毛细血管畸形、动静脉畸形造成的颅内血管畸形。

情绪高度紧张、激动、饮酒、吸烟等使血压突然升高,薄弱的畸形血管壁不能承受突然升高的压力,而发生破裂出血,导致蛛网膜下腔出血或脑出血。

【临床表现】

(1)突发剧烈头痛,伴呕吐。

(2)颈强直,搏动性头痛,位于患侧,可伴颅内血管杂音。

(3)出血:常为首发症状,表现为蛛网膜下腔出血或脑内血肿。

(4)癫痫:可为首发症状或见于出血后,多为全身性发作或局限性发作,局限性发作有定位意义。

(5)伴随症状。①脑神经麻痹:较大的畸形血管团压迫脑神经,出现相应症状。②幕上病变。③精神系统症状:学习、记忆、语言功能受损,智力减退,运动功能障碍,如偏瘫。④精神症状:抑郁、焦虑等。⑤幕下病变。⑥视力障碍:复视、眼球震颤、视野缺损等。⑦前庭功能障碍:多见眩晕、步态不稳、共济失调等。

【产前检查】

### 1.头颅 X 线片

显示脑膜中动脉迂曲变宽,提示畸形血管可能。

### 2.头部 CT/CTA

可发现颅内出血、血肿及畸形血管。

### 3.头部 MRI/MRA

优于 CT,不仅能显示畸形血管及其与周围脑组织的关系,还可区别出血与钙化。

### 4.脑血管造影(图 6-24)

是本病最可靠和主要的诊断方法,并能行血管内介入治疗。

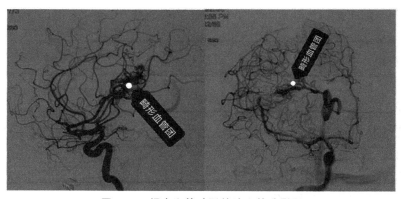

图 6-24　颅内血管畸形的脑血管造影图

### 5.经颅多普勒超声

可检测血流速度、颅内有无出血及出血程度。部分胎儿脑血管畸形在孕检中也能查出来。可以确定是否有脑血管畸形、位置、大小和严重程度。

【诊断】

全面体格检查(神经系统查体为主)和症状评估(如有外伤史,有剧烈头痛、癫痫等),结合个人史、家族史、实验室及影像学检查可明确诊断。脑血管造影和 MRI 对颅内血管畸形检查最为重要。胎儿颅内血管畸形主要通过产前相关检查明确诊断。

【治疗】

颅内血管畸形的治疗方式取决于病变的类型、部位、大小、临床表现和患儿一般情况。

(1)一般治疗：若患者一般情况可，无颅内出血，无明显不适，可先予观察，定期复查。根据情况使用抗癫痫药物，预防癫痫发作；使用降压药物，维持血压在合理水平，并检测血压。

(2)手术治疗：目前，外科手术是颅内血管畸形的主要治疗方式。包括开颅畸形血管切除术、介入手术。开颅手术优点是成功率高，但创伤大，风险高，可能术后出现颅内出血、颅内感染等。此手术不适用于位置较深的血管畸形，如脑干、基底节、内囊等脑组织内血管畸形。介入手术成功率较开颅手术低，但创伤小，手术风险较小。

(3)立体定向放射治疗：通过使用大剂量的管束射线精确地聚焦于异常血管，然后产生局灶性破坏，从而达到治疗目的。优点是无切口，风险小，治疗过程中无痛，但仅用于较小的颅内动静脉畸形，且治疗周期较长，这期间仍有脑出血可能。

(4)康复治疗：经过治疗后，根据患者预后情况，制订合适的康复治疗方案。包括：物理治疗、语言功能训练、职业治疗。

【预后】

颅内血管畸形若无破裂导致脑出血，一般不影响正常生活。若破裂出血，预后主要取决于病灶大小、出血部位、出血速度以及术后并发症的情况。早期、准确、及时诊断与治疗，多数预后较好。

【妊娠建议】

对于颅内血管畸形患者，建议治愈后再怀孕。因为妊娠期孕妇血压会升高，甚至出现高血压，增加颅内血管畸形破裂出血风险。

如果确诊是严重的颅内血管畸形，胎儿出生后可能出现颅内血管破裂、脑出血，容易出现生命危险。产前胎儿染色体或基因检查中如果有严重的染色体或基因改变，建议进行引产。

建议颅内血管畸形孕妇妊娠期避免剧烈劳动，控制情绪，避免产程用力，择期行剖宫产。

若孕妇妊娠期出现颅内血管畸形破裂，根据孕妇、胎儿情况，经神经外科、产科、新生儿科等多学科会诊，共同制订最佳治疗方案。

## 十一、脊髓脊膜膨出

脊髓脊膜膨出是一种先天性神经系统发育畸形，由于先天性椎板发育不全，同时存在脊髓、脊膜通过椎板缺损处向椎管外膨出。全球发病率约为 0.05%～0.1%，是新生儿致残和致死的重要原因之一，保守估计每年有 300000 人发病，导致 41000 人死亡和 230000 人致残。我国为高发区，发病率为 0.1%～1.0%，严重损害我国儿童身体健康并给其家庭带来巨大的经济负担和精神负担。

【病因】

在胚胎发育第18~21周,神经管闭合缺陷从而导致椎板发育不全,脊髓和脊膜通过缺陷的椎板向椎管外膨出。目前多认为脊髓脊膜膨出是由多种因素综合致病,包括周围环境因素和遗传因素。

【临床分类】

按病理、形态以及合并的畸形可分为3类(图6-25、图6-26)。

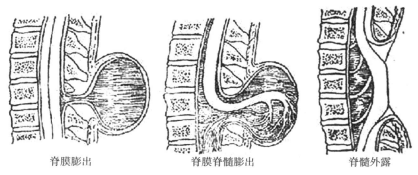

脊膜膨出　　　　　　　脊膜脊髓膨出　　　　　　　脊髓外露

**图 6-25　脊髓脊膜膨出的分类**

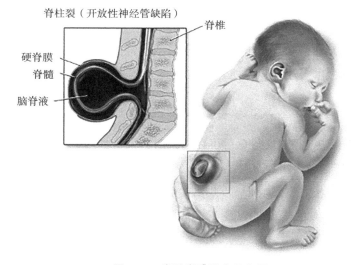

**图 6-26　脊髓脊膜膨出示意图**

(1)脊膜膨出:背部中线发生一囊性包块。大小不等,基底宽窄不一,表面皮肤多正常。皮下层的深面薄膜即为硬脊膜,形成膨出囊的内衬。囊内充满脑脊液,无神经组织,或仅见一条细纤维带连至脊髓表面。囊颈通常较细。椎管内脊髓为正常结构。少数病例的膨出囊外表皮有瘢痕样改变。

(2)脊髓脊膜膨出:脊膜囊由椎板破损处膨出,大小不一,基底多较广。囊内衬为硬脊膜,囊颈一般较宽。囊内容物有两种情况:一种为伴有少数神经根突向囊内及附着于囊壁。另一种为腰骶部的脊髓脊膜膨出,囊内有脊髓及其神经根突入和附着。脊髓与神经组织有的突入囊之后又卷曲返回至椎管硬脊膜囊内。囊内充以脑脊液,有时囊内被纤维带分隔成小房或小囊。突向囊内的脊髓及神经组织可能与囊壁只有疏松的粘连,但有的则与囊壁粘连紧密,甚至融合难分。因此神经损害的程度差别很大。一部分病例包块表面皮肤薄,并呈瘢痕样,个别情况呈鳞状上皮癌改变。脊膜膨出与脊髓脊膜膨出有时与脂肪瘤合并存在,称为脂肪瘤型脊膜膨出或脂肪瘤型脊髓脊膜膨出。

(3)脊髓外露或脊髓膨出:较为少见。椎管与硬脊膜广泛敞开,脊髓与神经组织直接显露于外。可有神经组织变性。有时尚有一层通明膜覆盖。

【临床表现】

### 1.局部包块

婴儿出生时,背部中线,颈、胸或腰骶部可见一囊性包块。从枣大小至巨大不等。包块呈圆形或椭圆形,多数基底较宽,少数为带状。表面皮肤正常,有时为瘢痕样,而且菲薄。曾发生破溃者,表面呈肉芽状或有感染。已破溃者,包块表面有脑脊液流出。婴儿哭闹时包块增大,压迫包块则前囟门膨隆,显示膨出包块与蛛网膜下腔相通。包块透光试验中,单纯的脊膜膨出,透光程度高;而内含脊髓与神经根者,有时可见包块内有阴影。此类脊膜膨出与脊髓脊膜膨出合并脂肪瘤者,外表为脂肪包块,深面为脊膜膨出囊。

### 2.神经损害症状

单纯的脊膜膨出可以无神经系统症状。脊髓脊膜膨出并有脊髓末端发育畸形、变性,形成脊髓空洞者,症状多较严重,有不同程度的双下肢瘫痪及大小便失禁。腰骶部病变引起的神经损害症状严重,远远多于颈、胸部病变。脊髓脊膜膨出本身构成脊髓栓系综合征,随年龄、身高增长,脊髓栓系综合征也更加严重。脊髓外露通常都有严重神经症状,这也取决于脊髓畸形的程度。

### 3.其他症状

少数脊膜膨出向胸腔、腹腔、盆腔内伸长,出现包块及压迫内脏的症状。一部分脊膜膨出患儿合并脑积水和其他畸形,出现相应症状。

### 4.疾病危害

脊髓脊膜膨出可出现局部皮肤破溃、感染,甚至蛛网膜下腔和颅内感染,可引起严重神经并发症和后遗症,包括:认知功能障碍、癫痫、肢体功能瘫痪等。脊髓脊膜膨出引起神经功能症状,可出现腰背部疼痛、下肢麻木无力、大小便障碍、习惯性流产等,可严重影响患儿生活质量。

【产前检查】

### 1.超声检查

通过超声检查能够较为明显地发现脊柱裂的痕迹。脊膜膨出主要是脊柱裂的一种表现形式。超声会发现脊柱不完整。开放性脊柱裂的典型超声声像图表现:横切面典型的 V 字形或 U 字形改变,合并脊髓、脊膜膨出时,裂口处可见一薄壁囊性包块。

### 2.羊水穿刺

孕中期唐氏综合征筛查出的高危患者,需要做羊水穿刺,排除染色体异常以及其他的胎儿先天发育不足。

### 3.唐氏筛查

脊膜膨出的孕妇血样中甲胎蛋白升高,提示有神经发育缺陷。

【治疗】

原则上此类疾病都适合手术治疗。建议早期手术修补脊膜膨出,合并脑积水者需先行脑室-腹腔分流术,再做脊膜膨出切除修补术。囊壁已破溃或极其菲薄者,需紧急或提早手术。其他患儿一般以出生后1~3个月手术为宜(图6-27)。

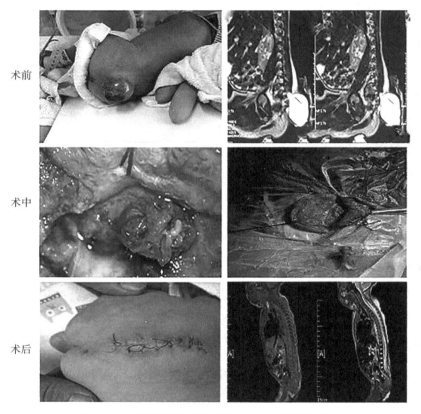

图6-27 脊髓脊膜膨出的术前、术中和术后的对比

【患儿预后】

如果脊髓脊膜膨出的患儿不进行手术治疗,在1年之内的死亡率在80%以上,而如果及时进行手术治疗,能把患儿的生存率提高到80%以上,所以手术是有非常显著意义的。同时手术治疗才能有效控制神经功能障碍的发生、发展,对患儿的神经功能恢复也是有帮助的。轻型的脊髓脊膜膨出的患儿,手术之后预后还是非常良好的。另外,不同类型的预后有差别。单纯脊膜膨出:是指膨出物只有脑脊液,经硬膜修补、肌肉修补和皮肤缝合,加压包扎

后,预后较好,可无明显神经缺失。脊髓脊膜膨出:依据膨出程度判断,若单纯神经和脑脊液膨出,预后较好。脊髓膨出:脊髓完全膨出,患病率低,预后差,可出现二便功能障碍等并发症。

【妊娠建议】

(1)在孕早期口服叶酸药物或相关食物补充叶酸,降低先天性脊柱裂脊髓脊膜膨出发病率。

(2)胎儿脊髓脊膜膨出属于先天性疾病,至于胎儿是否可以保留,临床医生和孕妇难以取舍。一般建议引产。但部分孕妇妊娠相对不易,是否保留脊膜膨出胎儿可依据脊膜膨出类型、预后及家属意愿判断。

(3)推荐孕妇在有高危产科、新生儿科和儿科手术支持能力的医院分娩。

(4)分娩方式以产科医生意见为主。

(夏星　向伟　李洁　李大洋)

# 第七章　运动系统结构畸形

## 第一节　运动系统正常结构及功能

运动系统的各种先天性畸形并不少见,且近年有增多的趋势。出生时已有畸形或之后发现的畸形都可以称为先天性畸形,其中有一大类是与基因有关的遗传性疾病,如软骨发育不全、侏儒症等。另外一些遗传性疾病是常染色体异常如三体综合征,染色体本身异位或突变、增加或减少,这些属于染色体组合中的异常,如大拇趾内收、跖骨内翻、小趾卷曲等。

骨科领域中最大的一类为遗传因素与环境因素同时起作用的畸形,如先天性髋脱位、先天性马蹄内翻足等。正常情况胚胎第 4~5 周是软骨系统形成的重要时刻,第 7~8 周是全身骨骼钙化的重要时刻,第 9~10 周是长骨的快速生长、骨骺出现的重要时刻。因此,在这些不同时期的刺激可能会引起不同的畸形。本章将从脊柱疾病、上肢疾病、下肢疾病等方面介绍常见的运动系统结构畸形。

## 第二节　脊柱疾病

### 一、短颈畸形

短颈畸形即短颈综合征(Klippel-Feil syndrome,KFS),又称颈椎先天性融合,指颈椎 2 节或 2 节以上的先天性融合畸形,为罕见病。根据颈椎的融合范围,KFS 可以分为 3 型:Ⅰ型为颈椎广泛融合成块,Ⅱ型为 1~2 个椎间隙融合,Ⅲ型为颈椎融合合并胸椎、腰椎结构破坏。此畸形可伴有心血管系统、生殖系统、泌尿系统、神经系统等疾病。

【病因病理】

短颈畸形是在孕 3~8 周胚胎发育过程中分节不良导致的,与同源盒基因异常有关。其主要病理表现为颈椎分节发育障碍,导致不少于 2 个椎体和(或)椎体附件的融合。

【症状】

典型症状为短颈、低后发际线和颈部活动受限,侧方活动受限少。颈部两侧可有皮蹼,因此颈部外观增粗。约 60% 的短颈畸形患儿并发脊柱侧弯。还可并发无痛性斜颈、先天性高肩胛等。

【产前检查】

此病孕期目前无好的筛查手段。且初期临床症状与体征缺乏特异性,故易遗漏。目前常用的影像学检查包括颈椎正侧位 X 线、颈椎 CT 平扫及三维重建、颈椎常规 MRI 等。

### 1.颈椎 X 线

是筛查 KFS 的首选检查方式,在 X 线侧位像中可见颈椎椎体或附件融合、融合节段椎间隙消失、颈椎节段数量减少、融合处椎体变细、部分呈特征性"蜂腰状改变"等。在部分累及寰枕关节的患者中还可伴有颅底凹陷。根据颈椎融合的影像学特点可将 KFS 分为:单纯椎体融合、椎体椎弓融合以及椎体与全部附件融合。在发现颈椎融合畸形的同时,颈椎 X 线还可以提供颈椎序列、曲度、稳定性等信息,从而进一步评估颈椎融合的继发性改变。

### 2.颈椎 CT 平扫及三维重建

可在冠状位、矢状位甚至三维重建图像中更加清晰地观察颈椎融合畸形、骨质改变以及椎管体积变化,是目前临床工作中评估先天性颈椎融合畸形的必要手段之一。

### 3.颈椎常规 MRI

对于存在神经症状的 KFS 患儿具有不可替代的作用,能够有效评估神经根及颈髓受压情况。

【出生后治疗】

避免或减少颈椎大幅度运动和高风险运动,防止过早发病,宜尽早被动牵引,如头环牵引,争取最大限度恢复活动,此治疗应贯穿整个生长阶段。对于有症状者,如合并或出现颅底凹陷、神经根病或脊髓病、寰枕不稳、寰枢不稳、半椎体、颈椎体滑脱、融合节段骨折以及高风险的椎动脉变异等,必要时需采取手术治疗,行减压和固定融合,主要目的是缓解神经症状及重建颈椎的稳定性,如后路切除减压术、椎板成形术、前路切开减压术和植骨钢板内固定术。

【患儿预后】

预后良好,但常残留畸形,影响外观,生活质量一般正常。

【妊娠建议】

妊娠期常规超声检查及基因筛查,本病不影响分娩。

## 二、脊髓栓系综合征

脊髓栓系综合征是由多种原因引起的,脊髓、神经被非弹性结构固定,在生长发育过程中圆锥被固定在低位,导致脊髓、神经损伤,并由此产生一系列神经功能障碍的综合征。发病率为 $0.05\% \sim 0.25\%$。

【病因病理】

脊髓圆锥尾部的细胞团退化与软脊膜共同形成终丝。正常柔软纤细的终丝和齿状韧带对牵拉具有一定的缓冲作用,允许脊髓在生长发育过程中逐渐上移。基因和染色体的异常、胚胎发育的异常、后天原因等使终丝变短增粗,这种缓冲作用就减弱甚至消失了。当脊髓神经长期被过度牵拉,其血流、代谢和电生理功能等方面发生改变,进而出现一系列的神经功能损害的临床表现。

【症状】

脊髓栓系综合征的临床表现较复杂,症状出现的早晚与严重程度取决于脊髓和马尾神经受损的轻重,脊髓圆锥受到牵拉的时间和程度不同,出现不同的神经功能障碍。因脊髓圆锥主要与大小便功能、鞍区感觉、双下肢感觉运动有关,故主要症状表现为骶尾部包块、大小便障碍、鞍区感觉异常、双下肢感觉及运动功能异常、畸形等。就诊患者以儿童为主,成人少见,女性多于男性,绝大多数患者就诊时无明显神经功能障碍,仅以皮损,如骶尾部包块、窦道、毛发、血管瘤、色素沉着等就诊。对有下列临床表现者,特别是婴幼儿,应警惕本病可能:①腰骶部皮肤异常如多毛、异常色素沉着、血管瘤、皮窦道或皮下肿块等;②足和腿畸形、乏力;③原因不明的尿失禁或反复尿路感染。

【产前检查】

与某些基因和染色体的变异有关。经研究表明,可能与 $HLXB9$、$TBH1$ 等基因突变有关。胎儿期基因筛查可对诊断有所帮助。胎儿期病症隐匿。

【出生后治疗】

手术是目前治疗脊髓栓系综合征的首选治疗方法,切断受牵拉的终丝,解除对脊髓末端的牵拉,恢复血液供应,并切除脂肪瘤,封闭硬脊膜囊等,恢复脊髓末端的正常生长发育空间,将有利于可逆性神经功能障碍的恢复,并预防新的神经功能障碍的发生。脊髓栓系松解术是脊髓栓系综合征的有效治疗方式。

【患儿预后】

脊髓栓系综合征的病理类型复杂、神经损害症状多种多样以及就诊患者年龄、病程长短等因素不同造成患者预后也不尽相同。单纯栓系综合征及术前无症状患者预后相对较好,脂肪瘤型中混乱型的预后较差。

【妊娠建议】

患儿常合并染色体/基因异常、严重心脏畸形或多发畸形,影响出生后的治疗及预后。妊娠期基因组筛查为必要检查。

# 三、小儿马方综合征合并脊柱畸形

小儿马方综合征合并脊柱畸形是一种常染色体显性遗传病,主要累及骨骼系统、心血管系统及眼部。患儿身高超常、手指(足趾)修长、漏斗胸和眼晶状体移位,且往往合并脊柱畸形,其中并发脊柱侧弯者占 50%～55%,并发脊柱前移者占 6%。

【病因病理】

是一种常染色体显性遗传结缔组织疾病。纤维素原是构成微纤丝或弹力纤维的主要成分,本疾病为纤维素原异常造成的结缔组织伸展过度,可导致主动脉扩张、晶状体移位及骨骼生长过度。骨骼生长异常亦促进脊柱畸形生长。

【症状】

本病表现为蜘蛛指(趾)、瘦长体型、长脸、高腭弓、胸骨畸形(鸡胸、扁平胸或漏斗胸)、扁平足、关节韧带松弛与脊柱侧弯畸形等。小儿马方综合征合并的脊柱畸形可见 3 个弧度和胸腰弧。胸椎后突和腰椎前突之间的移行部低于第二腰椎的,肉眼可见胸椎后突非常明显。常伴有后背疼痛。

【产前检查】

小儿马方综合征合并脊柱畸形为常染色体显性遗传病,发病率为 1.7/10 万。经研究发现,*FBN 1* 基因第 38 外显子发生杂合截短突 c.4621C＞T(p.R1541＊),为致病性突变。故产前行基因组筛查可有效检出本病。

【出生后治疗】

小儿马方综合征合并脊柱侧凸 Cobb 在 10°～15°时可以定期随访观察,当侧凸达到 15°～20°时应行支具治疗,对于侧凸超过 40°～45°的患者,需要进行手术矫正。手术首选后方器械矫治和脊柱融合术。

【患儿预后】

预后不佳,如合并心脏功能不全和主动脉夹层则预后更为凶险。患儿 5 岁前常死于心脏病。

【妊娠建议】

(1)妊娠期超声检查可检查出骨骼、心脏或眼部异常,对此病诊断有指导意义。

(2)产前基因筛查可预估罹患本病风险,可以考虑终止妊娠。

# 第三节　上 肢 疾 病

## 一、先天性高肩胛症

先天性高肩胛症为肩胛骨高低不平,肩关节活动度差,颈部基底饱满,病变侧肩胛骨位置升高,95%以上患儿病变为单侧,视诊可见肩胛骨不对称,肩胛骨垂直高度变小,水平宽高比增加,棘突和横突之间有肩椎骨连接,肩关节外展受限。

**【病因病理】**

先天性高肩胛症的发病原因目前尚不清楚,在发育过程中任何阻碍肩胛骨下降的因素都有可能引起先天性高肩胛症畸形,分析认为具体可能与以下因素有关:①与常染色体显性遗传有关;②与胚胎的肩胛骨发育失败有关,是肩胛带下降不完全的结果,肩胛骨和肌肉均有异常。

**【症状】**

患侧肩背部酸痛并胸廓畸形或肩背部肿块。患侧肩胛骨形态、位置异常,肩胛骨上下角呈肿块样凸出。患侧上肢外展、上举活动受限是本病的主要临床表现。X线表现:患侧肩胛骨高位,形态短小,呈三角形;肩胛骨内收,肩胛骨下角内旋,脊柱缘靠近中线。先天性高肩胛症的畸形程度多应用 Cavendish 进行分级,共可分为 4 级:Ⅰ级,畸形不明显,穿衣后近于正常;Ⅱ级,畸形轻,双肩接近等高,穿衣后畸形仍可看出;Ⅲ级,患侧肩胛骨升高,畸形很容易看出;Ⅳ级,严重畸形,患侧肩胛骨内上角几乎达枕骨,肩部有皮蹼,并呈短颈畸形。

**【产前检查】**

因羊水量不正常而引起子宫内压力过高、肌肉发育缺陷、肩胛骨与脊椎间有异常的软骨或骨性连接可能是本病发生的直接原因。胎儿期羊水检测及超声诊断为重要的筛查手段。

**【出生后治疗】**

本病的治疗目的主要是改善功能与纠正外观畸形。对于畸形较轻的患儿,可行保守治疗,如主动结合被动地进行患侧上肢的外举上展功能锻炼。而对于畸形较重的患儿,可行手术治疗,同时配合术前及术后的康复功能锻炼。手术时机多数主张年龄为 3～8 岁。手术方式:Green 术及其改良术式、Woodward 术及其改良术式、肩胛骨大部分切除术、改良肩胛骨下移术等。

**【患儿预后】**

预后多良好,但遗留畸形较多,需早期发现,早期干预。避免残留明显功能障碍及畸形。

**【妊娠建议】**

(1)在胎儿期进行超声检查,避免羊水过多导致宫内压力过高。

(2)先天性高肩胛症不影响分娩方式,以产科医生意见为主。

## 二、先天性下尺桡关节脱位

先天性下尺桡关节脱位是桡骨下端侧和掌侧部分的骨骺发育缺陷所致的,呈进行性加重,导致桡骨下端缩短并向掌侧弯曲,而尺骨继续按直线方向发育,保有正常的位置和长度。两骨的远端不在同一平面,桡尺骨下端有半脱位。可分为典型和不典型两类。典型者桡骨远端关节面向掌侧倾斜可达 80°,向尺侧倾斜可达 90°。近排腕骨排列失去正常的弧形,整个腕骨移向腕部的尺侧,指向月骨。不典型者,桡骨远端倾斜的方向相反。

【病因病理】

多为特发性,合并身材矮小者通常为常染色体显性遗传。女性发病率高。多为双侧,但双侧畸形程度不同。正常情况下,桡骨远端骨骺的骨化中心在 2 岁时出现,靠近桡骨,呈圆形。6 岁时骨化中心开始变扁,向桡侧伸展,形成桡骨茎突。到 19 岁时与干骺融合。正常桡骨下端关节面向掌侧倾斜 5°,向尺侧倾斜 25°。

【症状】

表现为腕部的背伸和尺偏动作受限制。前臂旋后受限较多,对旋前影响较小。不典型的畸形,桡骨下关节面及腕骨均向背侧倾斜。尺骨下端向前侧脱位,腕部的屈曲功能受限制,而背伸动作的幅度增加。畸形加重后患儿可感觉腕部疼痛。

【产前检查】

胎儿期基因组学筛查可对判断胎儿期下尺桡关节脱位有一定帮助。产前超声可明确胎儿期下尺桡关节脱位。但因体位、前期脱位不明显可能导致漏诊。

【出生后治疗】

畸形不严重则无须治疗。畸形严重者需手术治疗,以防止畸形进行性加重,发展成为尺骨远端背侧半脱位。对生长期儿童,行尺骨远端骺融合术及桡骨骺板骨桥切除脂肪填塞术。对生长期已结束、有腕关节疼痛和活动受限者,行桡骨干骺端的楔形截骨矫形术、尺骨下端切除术或尺骨短缩术,通常可以改善外观,增加握持力,恢复关节活动及减少疼痛。

【患儿预后】

手术治疗可以使严重的下尺桡关节脱位的患儿得到很好的治疗,但是因其属于开放性复位方式,具有一定风险。临床上患儿可能出现腕关节炎、关节活动障碍、部分组织神经受损等并发症,且复发率较高。

【妊娠建议】

通常不需要胎儿期干预,如筛查阳性,推荐前往小儿骨科门诊咨询随诊。

## 三、并指(趾)畸形

并指(趾)畸形是指相邻指(趾)间软组织和(或)骨骼不同程度的融合,是最常见的手部先天性畸形之一,发病率约为 1/2000,其中 50% 为双侧性并指。10%～40% 的患儿有家族史,表现为常染色体显性遗传,呈现不完全外显率。男性发病较多(男女比约为 2∶1),且同一家族中表现型可多样化。作为儿童手部先天性畸形的一部分,并指畸形可单独出现或在许多综合征中出现,伴其他多种畸形,如多指畸形、屈指畸形、短指畸形、先天性指间关节融合、骨融合等。在单独出现的并指中,以 3、4 指受累最常见,其次为 4、5 指。在多种畸形中,1、2 指及 2、3 指并指相对更为常见。

【病因病理】

通常是由指蹼间隙形成障碍和手指分化异常导致的。少数有家族史,但是变异基因并不固定,提示此疾病的遗传具有多源性。

【产前检查】

超声能根据胎儿骨骼形态进行诊断,但由于表型变异度大,加之受胎儿在宫内位置等因素影响,因此,联合应用分子诊断和超声诊断能保证产前诊断的准确性。

【出生后治疗】

手术分离是治疗并指畸形的唯一方式,目的是分离融合手指、重建指蹼、重建甲皱、完成指侧壁覆盖等,以改善患者手部功能及外观。临床上,一般通过分离并指和指蹼重建来手术治疗并指。手术宜在4～5岁后进行。在皮肤上做曲折线样切口,分开并指,小心保护指神经和血管。除用各自皮瓣作为指间蹼外,其余缺损部用全厚皮片植皮。

【患儿预后】

预后良好,但如合并 Apert 综合征、Poland 综合征及先天性束带,则治疗较复杂,需早期诊断。

【妊娠建议】

胎儿期超声检查可大概率检查出本病。并指畸形多呈常染色体显性遗传。且已证实与 HOXD 13 基因突变有关,故胎儿期基因组学筛查对并指畸形诊断具有指导意义。

## 四、裂手畸形

裂手畸形属于肢体末端的骨骼系统发育异常,是一种罕见的先天性畸形,指骨、掌骨缺失,导致手的桡侧与尺侧不同形式的分离,也被称为龙虾手畸形、缺指畸形,严重影响患者的生活与工作。

【病因病理】

胚胎期由于中央纵裂发育不良,即手部中央的骨质、相应的软组织成分受到抑制或两者均受到抑制,其表现从不合并手指缺如的简单软组织分裂到手的所有骨质成分的发育抑制引起的畸形。裂手畸形多有显性遗传病史,也可见于羊膜带粘连序列征。

【症状】

先天性裂手畸形表现为手的中央 3 个指中的 1 个或数个伴相应掌骨缺失,形成一个大而深的 V 形缺损,直至腕骨,裂手可伴有裂足,少数可伴有唇裂、腭裂、多指、并指和胫骨缺失。Sandzen 将裂手分为 3 型:Ⅰ型为典型裂手,常为双侧,通常有家族史,有 1 个或多个中央指缺失,手形成 V 形缺损,并延伸至掌骨部。Ⅱ型为非典型裂手,常为单侧,不累及足部,且为单发性而非遗传性,手呈 U 形裂开,掌骨部分不完全缺失,可伴有拇指发育不全或小指发育不全。Ⅲ型有 1 个、2 个或 3 个中央指缺失,伴并指或多指畸形。

【产前检查】

产前超声检查可提供手指缺失的重要线索,但由于受孕周、胎位、羊水量、手足位置等影响,超声图像不易完整全面显示,产前诊断胎儿手指缺失非常困难。

【出生后治疗】

治疗往往比较困难,如果因功能缺失导致生活不能自理则需要手术治疗。手术方式包括软组织切除术、骨骺融合术、短缩截骨术、骨切除术和手指切除术。手术切除肥大软组织及多余的皮肤,使手指较窄。如拇指缺如,不能做对掌动作,影响手的功能,宜在成年后做拇指再造手术。

【患儿预后】

单纯性裂手预后良好,一般不会有生命危险。但裂手导致生活自理能力的缺失,往往导致患者生活质量不佳。合并其他脏器发育畸形的先天性裂手胎儿,往往出生前就死于所合并的严重脏器畸形,即使存活至出生后,其围生期结局也很不理想。

【妊娠建议】

(1)胎儿期超声检查可提前诊断患儿裂手畸形,为后续治疗提供帮助。

(2)避免近亲结婚生育,有临床研究表明,近亲生育裂手畸形较非近亲生育发生率高。

(3)目前研究未发现基因突变的明确证据,故胎儿期基因组筛查无明显帮助。

# 第四节  下 肢 疾 病

## 一、先天性髋内翻

先天性髋内翻是儿童跛行原因之一,此病常在幼儿时期发病,随患儿行走活动增多,股骨颈干角呈进行性减小,表现为跛行进行性的加重,单侧发病多于双侧,发病率较低,在性别和种族上无明显差异。

【病因病理】

目前公认先天性髋内翻畸形与多基因遗传和环境因素密切相关,遗传因素在易患性上起重要作用,妊娠分娩、成长发育、体重改变、行走活动等是重要的环境因素。

【症状】

明显跛行及髋关节疼痛是其特点。若髋内翻畸形为双侧病变,则跛行更明显,甚至行走呈外八字,类似鸭步。在髋关节检查中屈氏征(Trendelenburg 征)、托马斯征(Thomas 征)均为阳性。

【产前检查】

胎儿期的髋关节并不完整,胎儿出生以后髋部的结构将继续发育。在新生儿期,股骨头、大粗隆和小粗隆骨骺均未出现,股骨颈短而直,髂骨、耻骨和坐骨之间的结构仍为软骨。故 1 岁左右行髋关节影像学检查。

【出生后治疗】

患儿出现明显临床症状并通过影像学检查明确诊断为先天性髋内翻畸形,手术治疗是其获得重塑的唯一希望,保守治疗一般无效。手术旨在恢复股骨颈生理及生物力学结构,改善跛行步态,防止复发等。无论采用何种手术方式,均宜在 15 岁之前完成,4～8 岁最佳。但对年龄超过 15 岁的患者,为防止代偿性脊柱侧弯等畸形的发生,仍可选择手术治疗。目前治疗先天性髋内翻的术式有多种,如股骨粗隆楔形外展截骨术、股骨粗隆间倒 V 形插改角截骨术、Y 形截骨术等。

【患儿预后】

50％以上的患儿在术后 1～2 年出现股骨近端骨骺早闭,因此术后要定期做影像学检查,明确有无明显的下肢不等长。矫正效果可因生长发育而有所丢失,导致畸形复发。所以手术需充分矫正内翻,并采用坚强内固定。

【妊娠建议】

妊娠期超声检查胎儿颈干角,可有助于诊断,但漏诊率较高。基因筛查有帮助。本病不影响分娩。

# 二、先天性盘状半月板

盘状半月板因其形态较正常半月板宽厚,特别是体部呈盘状而得名,也称为盘状软骨,属于膝关节内的异常结构。患儿可表现为关节弹响、绞索、疼痛、活动受限,同时容易发生运动过程中半月板撕裂、撞击等损伤。

【病因病理】

盘状半月板是由间充质细胞内纤维软骨异常生成所致。原本正常的半月板因其在股骨附着异常,当膝关节伸直时被拉进关节内,这种异常活动造成的反复创伤使其从原有的形态变成肥厚的纤维软骨团块。Watanabe 将其分为 3 型。①Wrisberg 韧带型:最少见,其外侧半月板的胫骨韧带缺如,这样外侧半月板的后角在胫骨平台上没有附着点,而由半月板股骨韧带(即 Wrisberg 韧带)将半月板后角和股骨内的外侧面连接起来。由于它的束缚,膝关节伸直时半月板无法向前滑动而被拉进髁间窝,直到膝关节屈曲时才恢复到正常位置。在伸屈活动中由于半月板的移动而产生弹响并使其变得肥厚而不规则。该型经常有临床症状。②完全型:最常见,其特点是肥厚的外侧半月板周围有正常的附着,并且不随关节屈伸活动而从关节中心移进和移出。该型是真正的盘状半月板,因为有稳定的附着而通常不产生临床症状。③不完全型不同于完全型之处在于肥厚的半月板较小而未占据整个外侧胫骨平台。盘状半月板是一硬纤维软骨团块,呈卵圆形或圆形,厚度可为 0.5～1.3cm。其内缘与髁间窝和十字韧带相连,其前角和体部偶尔为一硬团块,而其后角正常。不少的盘状半月板中央部有囊状退行性改变。病理检查发现多数有不同程度的黏液退行性变。由于外伤原因也可发生水平或垂直的撕裂。

【症状】

盘状半月板本身不造成残疾。婴幼儿阶段多无症状,即便有盘状半月板,膝关节检查也可以正常。6~8岁以后患儿常诉膝关节有弹响或称膝关节无力,由于盘状半月板较易发生软骨撕裂,因此常于正常活动或外伤后出现疼痛等症状。屈曲膝关节后,再伸直到最后15°~20°时于外侧关节线感觉到弹响,这是外侧盘状半月板在股骨外侧髁与胫骨平台之间受挤压而移位造成的。膝关节伸直时外侧半月板与胫骨的后方并不固定,因此它可以不在股骨髁的下面,而被短缩的半月板股骨韧带拉进髁间窝。屈曲膝关节时半月板股骨韧带放松,外侧半月板又被髁间窝的冠状韧带重新牵拉复位。高度屈曲膝关节后,髌骨外侧相当于关节线处比较丰满。一般没有明显的肌肉萎缩,可有关节腔积液或滑膜肥厚。若不合并外伤,膝关节功能多不受影响。少数情况下用力过伸膝关节时,关节外侧疼痛。疼痛明显、关节交锁及关节渗出往往提示半月板撕裂。

【产前检查】

盘状半月板的形成与调控骨骼肌肉系统生长发育的基因有关。有文献报道 *SYNE*、*PADI 4*、*FLNB*、*COL 2A 1* 和 *COL 11A 2* 基因变异与盘状半月板发病有密切相关性,故胎儿期可以行基因组学筛查。超声检查亦可早期筛查盘状半月板。

【出生后治疗】

本病需早期发现,早期手术,在盘状半月板未产生巨大损伤的时候进行半月板成形术,防止丢失大量的半月板,避免术后并发症的发生。当合并半月板损伤时,则可行半月板缝合术、同种异体半月板移植术等。

【患儿预后】

预后良好,无生命威胁。但需尽早发现本病,防止严重损害发生。

【妊娠建议】

通常不需要胎儿期干预。出生后早期发现及处理。

## 三、先天性胫骨弯曲与胫骨假关节

先天性胫骨弯曲与胫骨假关节是胫骨前弯、前外侧弯或骨折处形成假关节并有异常活动。本病可分为4型。Ⅰ型,胫骨前弯并因神经纤维瘤病致假关节;Ⅱ型,胫骨前弯并因外伤或截骨术致假关节;Ⅲ型,胫骨纤维异样增殖症并自发骨折致假关节;Ⅳ型,既无前弯又无神经纤维瘤病或纤维异样增殖的胫骨假关节。

【病因病理】

先天性胫骨弯曲与胫骨假关节是由于胚胎发育中胫骨的下 1/3 处不能横向生长而变细,导致出生前即有胫骨前弯,并在出生时或出生后发展为关节。但病因目前尚不完全清楚,可能与宫内外伤、代谢障碍、血管畸形、骨纤维异样增殖症、神经纤维瘤病等有关。

【症状】

表现为出生后即出现胫骨前弯或前外侧弯,绝大多数为单侧畸形,如已经发生骨折则表现为关节处有异常活动。出生后即有胫骨关节的较罕见。少数病例无胫骨前弯而仅表现为胫骨干有局部囊性病变,随即发生骨折。多数病例先有胫骨前弯,站立行走后加重,产生疼痛,随后患儿不能走路并出现假关节。有时胫骨先有不全骨折。然后出现胫骨前弯,而使医生提高警惕。发病较晚的大龄儿可能仅表现为骨折而无其他体征,需靠 X 线片诊断。大约50%的患儿合并神经纤维瘤病,其临床体征随年龄增长而愈加明显。

【产前检查】

(1)MRI 可于孕中晚期查出本病,但不作为常规检查,有家族史时可采用此法。

(2)超声检查也可有表现,但因体位、病程等因素,阳性率不高。

【出生后治疗】

治疗极具挑战性。一旦确诊胫骨前弯即应注意防止发生骨折。婴儿可不必佩戴保护性支具,但需向其父母交代病情并介绍如何保护患肢。患儿能负重行走后,应长期佩戴膝踝足支具加以保护直至骨发育成熟,除非发生骨折。患儿需定期拍 X 线片复查以明确有无进展。只有胫骨前弯的患儿不宜行截骨术矫正,也不需要做活检。婴儿假关节很难愈合,年龄稍长则愈合概率增加。2 次手术失败者宜推迟到 7 岁以后再手术,则成功机会增加。形成假关节的患儿 3 岁以前最好暂不施行手术。无论进行任何类型手术治疗,均应切除关节的硬化骨端和附近异常增厚的骨膜。有时需要反复植骨来促进愈合,而即便愈合,该处的骨质也往往不能保证患肢能恢复正常功能,且有再骨折的危险。为提高愈合率及保留患肢的功能,有人强调需遵循 2 条基本的治疗原则:①必须保持下肢的正常力线;②最好永久放置髓内钉固定,以维持下肢力线并为愈合提供长期稳定的环境。手术方法主要有以下几类。

(1)Williams 髓内针固定加表面植骨。

(2)带血管蒂的腓骨移植。

(3)Ilizarov 外固定器加压治疗。

(4)电刺激疗法。

【患儿预后】

先天性胫骨弯曲与胫骨假关节预后良好,但常常遗留畸形致残,需选择正确的治疗时机及方法。

【妊娠建议】

早期胎儿确诊为先天性胫骨弯曲与胫骨假关节或多发异常时,可以考虑终止妊娠。

## 四、先天性马蹄内翻足

先天性马蹄内翻足是先天性小腿、踝关节、足三维畸形的一种疾病,主要特征为踝关节马蹄形、前足内收、后足内翻及足跟跖屈,为最常见的先天性足部畸形,发病率约为 1‰,男女比为 3∶1。Dimeglio 评分法将本病分级。Ⅰ级，<5 分，占 20%，畸形轻微或为姿势性，无须手术；Ⅱ级，≥5 分且<10 分，占 33%，很容易复位；Ⅲ级，≥10 分且<15 分，占 35%，畸形僵硬但可部分复位；Ⅳ级，≥15 分且<20 分，占 12%，为畸胎性。

【病因病理】

胎儿期 9～10 周由于某种不明因素致胎儿生长发育停滞而出现此畸形，可能与遗传因素、组织学异常、血管异常等有关。此畸形包括骨改变、关节改变、肌肉和肌腱改变。

【症状】

马蹄内翻足在出生后有 2 种类型：内因型（特发性）和外因型（姿势性）。外因型的畸形较柔韧，手法易矫正，系宫内体位所致，多伴有宫内压力升高；骨性排列可不正常，但无明显严重的软组织挛缩；患儿的足跟明显，外踝部皮肤纹理正常。内因型的畸形僵硬，手法只能矫正小部分畸形。出生后即有骨性改变，单侧病变常较双侧者轻。马蹄内翻足严重者，足跟似乎变小，是跟骨后端上翘藏于胫骨下端后侧之故，其上方有皮褶。从后方看，跟骨内翻。距骨跖屈，可从足背侧皮下摸到突出的距骨。舟骨居于足内侧深处，靠近距骨。骰骨突向足外侧，前足内收、内翻。足内侧皮纹增多，而足外侧和背侧皮肤拉紧变薄，负重后出现增厚的滑囊和胼胝。此外，可合并胫骨内旋及小腿三头肌萎缩。

【产前检查】

超声检查是本病产前重要的筛查手段，最早孕中期即可检查出患儿马蹄内翻足畸形。

【出生后治疗】

治疗目的是矫正畸形，保持足部柔韧度和肌力，负重面接近正常，维持矫形不复发。但很难完全彻底矫正，通常会残留一定程度的僵硬、短小和畸形，应避免不必要的复杂而太久的治疗。新生儿期及婴儿期，适合保守治疗。经保守治疗效果不佳的则须选择手术治疗，如马蹄足内后侧松解术。

【患儿预后】

如不治疗，患儿会丧失行走能力。治疗后并发症也常见，如伤口愈合不良、空凹足、矫形不彻底、矫形过度、平足、跖内收和腓骨肌力弱。

【妊娠建议】

产前超声检查可筛查出此病。目前治疗手段完备，疗效确切，孕期无须干预。

## 五、先天性垂直距骨

先天性垂直距骨是新生儿及婴幼儿僵硬性平足的最常见原因。该畸形系距舟关节向背外侧脱位，表现为距骨呈严重而僵硬的跖屈，距下关节外翻，中足呈固定的背伸，足底呈摇椅状突出。发病率很低。男性患儿多，可单侧或双侧发病。单侧发病者，对侧足也可有仰趾外翻、马蹄内翻或前足内收等畸形。

【病因病理】

先天性垂直距骨常并发神经肌肉系统疾病或染色体异常综合征。脊髓脊膜膨出并发足部畸形中,本病约占10%。本病也常并发于多发性关节挛缩、马蹄内翻和髋脱位。本病可能与遗传有关。另外,宫内第二骶神经和第三骶神经麻痹畸形时,也可造成本病。

【症状】

出生后足部即呈特殊外观的僵硬畸形,难以手法矫正。足弓消失,足底突出呈摇椅状。距骨头中跗关节背伸。趾长伸肌、胫骨前肌、腓骨长(短)肌明显变短,紧张的肌群和挛缩的胫舟韧带、距舟韧带使足跖屈及内翻受限。小腿三头肌短缩,跟骨外翻并向跖侧倾斜。在距骨颈部可以摸到脱位的舟骨。患儿学步不晚,患足站立时呈明显外翻,足跟不接触地面,前足外展,足的负重部位主要集中在距骨,步态很不灵活。畸形僵硬固定,不受负重影响。儿童时期多无疼痛,但到少年时逐渐出现症状。

【产前检查】

产前超声检查能够早期检查出本病。

【出生后治疗】

治疗目的是使跟骨、舟骨同距骨的关系恢复到正常解剖位置,并修复关节囊和软组织以保持矫正后的关系。出生后即开始治疗,行矫形手法复位＋石膏外固定。至2岁左右,可行手术治疗。常用术式为切开松解内固定术或部分胫骨前肌后移术。

【患儿预后】

预后较好,通常经保守治疗及手术治疗后患者下肢行走能力及运动能力与正常人无异。但需早期发现,早期治疗。

【妊娠建议】

(1)胎儿期常规超声检查怀疑本病时前往小儿骨科门诊就诊。

(2)基因组筛查也可提示本病。

(3)本病可完全治愈,出生后即开始治疗疗效确切,遗留畸形及功能障碍可能性不大。

(桂彤)

# 第八章　呼吸系统结构畸形

## 第一节　呼吸系统正常结构及功能

### 一、概述

机体在进行新陈代谢过程中,经呼吸系统不断从外界吸入氧,由循环系统将氧运送至全身的组织细胞,同时将组织细胞产生的二氧化碳再通过循环系统运送到呼吸系统,排出体外。呼吸系统由气体通行的呼吸道和气体交换的肺组成。呼吸道由鼻、咽、喉、气管、支气管和肺内的各级支气管分支组成,从鼻到喉这一段称上呼吸道,气管、支气管及肺内的各级支气管分支这一段为下呼吸道。其中,鼻是气体出入的门户,又是嗅觉器官;咽不仅是气体的通道,还是食物的通道;喉兼有发音的功能。(图 8-1、图 8-2)

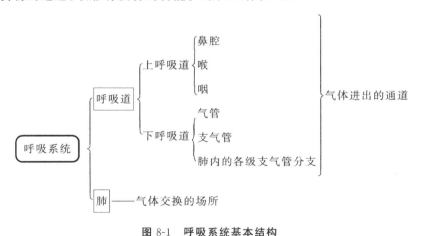

**图 8-1　呼吸系统基本结构**

呼吸道要很好地完成气体通行的任务,必须保持通畅,这是怎样实现的呢?它是依靠骨和软骨作支架来保证的。如鼻腔就是由骨和软骨围成的;喉的支架全部由软骨构成;气管和支气管的壁上也少不了软骨。一旦呼吸道的软骨消失,就移行为肺组织。由于有软骨的支撑,呼吸道的每个部分都不致塌陷,使气体得以畅通无阻,因此,呼吸道的某个部位狭窄或阻塞都会影响气体的通行,导致呼吸困难。

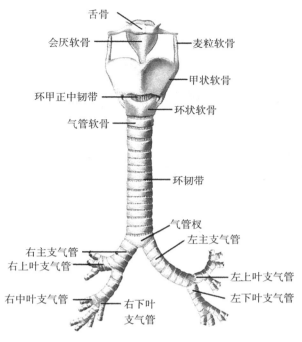

图 8-2　呼吸道结构

　　任何生物都必须呼吸,只是呼吸的方式和结构不同而已。一些低等动物的呼吸极其简单,而高等动物的呼吸极为复杂。呼吸系统的进化和演变也是随动物的演化逐步形成的,单细胞动物和二胚层动物没有专门的呼吸器官,它们分别通过细胞膜和体壁细胞直接与外界进行气体交换,三胚层动物才有专门的呼吸器官。随着动物的演变,代谢增加,出现了比较完整的呼吸器,气体交换的方式也有了改变,外界的氧气不是直接进入细胞,而是通过呼吸器官进入血液,由血液运送至全身的组织细胞,再把它们的代谢产物之一即二氧化碳带至肺排出去。

## 二、机制

　　机体与外界环境之间的气体交换过程,称为呼吸。通过呼吸,机体从大气摄取新陈代谢所需要的 $O_2$,排出所产生的 $CO_2$,因此,呼吸是维持机体新陈代谢和其他功能活动所必需的基本生理过程之一,一旦呼吸停止,生命也将终止。在人体中呼吸过程由 3 个相互衔接的环节来完成:外呼吸或肺呼吸,包括肺通气(外界空气与肺之间的气体交换过程)和肺换气(肺泡与肺毛细血管之间的气体交换过程);气体在血液中的运输;内呼吸或组织呼吸,即组织换气(血液与组织、细胞之间的气体交换过程),有时也将细胞内的氧化过程包括在内。可见呼吸过程不仅依靠呼吸系统来完成,还需要循环系统的协调配合以及它们与机体代谢水平的适应。

## 三、结构

　　呼吸系统包括呼吸道(鼻腔、咽、喉、气管、支气管)和肺。(图 8-3)

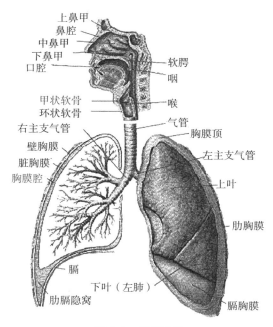

图 8-3　呼吸系统

动物体在新陈代谢过程中要不断消耗氧气,产生二氧化碳。机体与外界环境进行气体交换的过程称为呼吸。

肺是一个内含大而潮湿的呼吸表面的腔,位于身体内部,受到体壁保护。肺主要由支气管反复分支及其末端形成的肺泡共同构成,气体进入肺泡内,在此与肺泡周围的毛细血管内的血液进行气体交换。吸入空气中的氧气,透过肺泡进入毛细血管,通过血液循环,输送到全身各个器官组织,供给各器官氧化过程的所需,各器官组织产生的代谢产物,如 $CO_2$ 再经过血液循环运送到肺,然后经呼吸道呼出体外。

## 四、呼吸运动

随着胸廓的扩张和回缩,空气经呼吸道进出肺称为呼吸运动。肺的舒缩完全靠胸廓的运动。胸廓扩张时,将肺向外方牵引,空气入肺,称为吸气运动。胸廓回缩时,肺内空气被排出体外,称为呼气运动。由于呼吸运动的不断进行,肺泡内气体成分相对恒定,使血液与肺泡间的气体交换得以不断进行。

呼吸运动是许多呼吸肌的协同性活动,呼吸中枢通过有关的躯体神经来支配呼吸运动。正常人的自动的、有节律性的呼吸是受呼吸中枢的反射性调节的。若呼吸中枢的兴奋状态发生改变,呼吸的节律和深度也会随之改变。

平静呼吸时,吸气是主动的,呼气是被动的;用力呼吸时,吸气和呼气都是主动的。腹式呼吸是以膈肌舒缩活动为主的呼吸运动,胸式呼吸是以肋间外肌舒缩活动为主的呼吸运动。

## 五、呼吸肌

参与呼吸的肌肉主要有肋间肌和膈肌。肋间肌和膈肌能够使胸廓扩大或缩小。当肋间肌和膈肌收缩时,胸廓体积增大,肺随之扩张,这时肺内气压就低于大气压,外界空气通过呼吸道进入肺,完成吸气。相反,当肋间肌和膈肌舒张时,胸腔体积缩小,肺随之回缩,这时肺内气压就高于大气压,肺内气体通过呼吸道排出体外,完成呼气。通过呼吸运动,肺实现了与外界环境的气体交换,使肺泡内的气体不断地得到更新。

### 六、主要功能

#### (一)呼吸功能

指呼吸系统完成外呼吸的功能,即肺通气和肺换气。肺通气是肺与外界环境之间的气体交换过程,肺换气是肺泡与肺毛细血管之间的气体交换过程。呼吸生理十分复杂,包括通气、换气、呼吸动力、血液运输和呼吸调节等过程。

#### (二)防御功能

呼吸系统的防御功能通过物理机制(包括鼻部加温过滤、咳嗽、打喷嚏、支气管收缩、纤毛运动等)、化学机制(如溶菌酶、乳铁蛋白、蛋白酶抑制剂、抗氧自由基的谷胱甘肽和超氧化物歧化酶等)、细胞吞噬(如肺泡吞噬细胞及多形核粒细胞等)和免疫机制(如 B 细胞分泌抗体)等得以实现。

#### (三)代谢功能

对于肺内生理活性物质、脂质、蛋白质、结缔组织及活性氧等物质,肺具有代谢功能。某些病理情况能导致肺循环的代谢异常,可能因此导致肺部疾病的恶化,或导致全身性疾病的发生。

#### (四)神经内分泌功能

肺组织内存在一种具有神经内分泌功能的细胞,称为神经内分泌细胞,与肠道的嗜银细胞相似,因此,起源于该细胞的良性或恶性肿瘤临床上常表现出异常的神经内分泌功能,如皮质醇增多症、肥大性骨病、抗利尿激素分泌过多症和成年男性乳腺增生等。

# 第二节　胸　壁　疾　病

## 一、漏斗胸

漏斗胸是胸骨、肋软骨及一部分肋骨向脊柱呈漏斗状凹陷的一种畸形,多自第 3 肋软骨开始到第 7 肋软骨,一般在胸骨剑突的上方凹陷最深。

【病因病理】

病因至今尚不清楚。最早的研究认为与膈肌中心腱纤维挛缩牵拉胸骨末端及剑突有关。也有人认为是骨生成和软骨生成失败导致的。多数学者认为下部肋软骨发育过快,胸骨发育慢而被向下挤压形成漏斗胸。

【临床表现】

绝大多数漏斗胸患儿出生时或出生后不久胸部便出现浅的凹陷,且多以剑突处明显。随年龄增长,一般在婴幼儿期及学龄前期凹陷进行性加深。学龄期时基本趋于稳定。但也有少数儿童胸廓凹陷出现较晚,学龄期甚至青春期随身体的快速发育而进行性加重。由于凹陷的胸壁对心肺造成挤压,气体交换受限,肺内易发生分泌物滞留,因此常发生上呼吸道感染,平素每于活动后出现心跳气短、食量少、消瘦。(图 8-4)

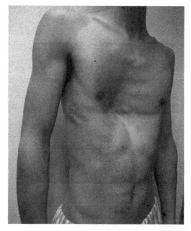

图 8-4　漏斗胸

【辅助检查】

产前检查基本无法发现本病,多于出生后行相关检查。

### 1.胸部 X 线

显示胸骨下部和相邻肋软骨明显下陷,脊柱与胸骨间距缩短。严重者胸骨末端可与脊柱椎体相接。心脏左移和肺部纹理增粗,极少数患儿常年有肺部慢性炎症改变。

### 2.CT 扫描

CT 扫描能更准确地评价漏斗胸的凹陷程度、对称性、心脏受压和移位程度、肺受压程度和合并其他问题,如合并肺囊性腺瘤样畸形、隔离肺畸形、肺叶气肿和右胸主动脉。

### 3.心电图

多见窦性心律不齐、P 波双向或倒置不完全、右束支传导阻滞、心脏受压转位、电轴偏。

### 4.心肺功能检查

严重者心肺功能下降。

### 5.血生化

部分患者有轻度贫血和血清碱性磷酸酶增加。

【出生后治疗】

对于胸廓畸形不严重的患儿,主要采取预防措施,以防止其继续发展。对于心肺功能有影响、畸形明显、有心理负担的患儿,可手术治疗。手术年龄一般要大于3岁。

【患儿预后】

漏斗胸的治疗效果主要取决于畸形的严重程度及其他合并问题。单纯漏斗胸的治疗效果良好。漏斗胸可合并其他先天性疾患,如先天性脊柱侧弯、先天性心脏病、先天性肺囊性病、先天性膈疝、隐睾、斜颈等。

【妊娠建议】

本病在胎儿期很难发现,孕妇定期产检,在产科医生指导下正常生产即可,出生后如出现症状可前往小儿外科就诊。

## 二、鸡胸

鸡胸又称鸽胸。胸骨向前隆起畸形,状如鸡、鸽的胸脯,故称鸡胸,是前胸壁第二常见的胸廓畸形,较漏斗胸少见,发病率约为1‰,男女比例约为4∶1,占所有胸壁畸形的16.7%,症状出现较晚,50%以上在11岁以后发现。

【病因病理】

与漏斗胸一样,病因至今尚不十分清楚。多数学者认为下部肋软骨发育过快,胸骨过慢而被向下挤压形成漏斗胸;向上挤压形成鸡胸。鸡胸的患者胸肋骨向前突,使胸廓前后径加大,肺组织的弹性减退,导致呼吸幅度减弱。部分患者出现气促、乏力,甚至影响心肺功能。但大多数鸡胸并不影响心肺功能。

【临床表现】

多数鸡胸不像漏斗胸那样在出生后即能发现,往往在五六岁以后才逐渐被注意到。畸形轻者对心肺功能无影响,亦无临床症状。重者因胸廓前后径加大,导致呼吸幅度减弱,肺组织弹性减退,出现气促、乏力症状,患儿常出现反复上呼吸道感染和哮喘,活动耐力较差,易疲劳。大部分患儿因胸壁畸形而精神负担较重,常有自卑感,缺乏自信,行走、坐立时为掩盖凸起的胸部而驼背,不愿意参加户外活动。异常的姿势及缺乏锻炼会加重畸形。(图8-5)

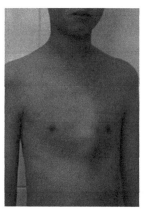

图8-5 鸡胸

【辅助检查】

产前检查基本无法发现本病,多于出生后行相关检查。

### 1.X 线

胸部 X 线显示胸骨下部和相邻肋软骨明显下陷,脊柱与胸骨间距增加。脊柱 X 线观察脊柱有无侧弯等。

### 2.CT 扫描

CT 扫描能更准确地评价鸡胸的凸起程度、对称性、对心肺的影响情况和合并的其他问题,如合并肺囊性腺瘤样畸形、隔离肺畸形、膈膨升等。

### 3.心电图

偶见窦性心律不齐、不完全右束支传导阻滞。

### 4.心肺功能检查

极严重者心肺功能下降。

### 5.血生化

部分患者有轻度贫血和血清碱性磷酸酶增加。

【出生后治疗】

手术矫形是解除心肺受压、改善外观、消除患儿自卑心理的唯一有效方法。鸡胸分为先天性和后天性,后天者多为营养障碍所致,多见于幼儿期,系佝偻病的一种表现。鸡胸过早手术由于骨质较软,有复发可能,而且后天性鸡胸在发育过程中偶有自行纠正的能力。鸡胸的青少年常有自卑感,缺乏自信,行走、坐立时为掩盖凸起的胸部而驼背,不愿意参加户外活动。异常的姿势及缺乏锻炼反而会加重畸形。而小儿可塑性强、手术操作简单,对手术耐受性、术后恢复效果均较青少年、成人好。因此如鸡胸外观畸形较重、对心肺有影响,3 岁以上均可手术治疗。对轻度后天性鸡胸可观察至学龄期,若症状无改善且对心肺有影响,也应考虑手术纠正。

【患儿预后】

本病预后良好,手术矫形效果良好。预防方法主要为母亲在孕晚期注意营养,多吃蛋类、动物肝脏等富含维生素 D 及蛋白质的食物,经常晒太阳。每个新生儿从出生半个月开始,每天服维生素 D 400～600IU,一直到 2～3 岁。如果奶量(包括母奶和配方奶)每天在 600ml 以上,奶中的钙量能满足婴儿的需要,不需要另外补充钙。如果每天奶量少于 600ml,应适当补充钙剂。

【妊娠建议】

本病在胎儿期很难发现,孕妇定期产检,在产科医生指导下正常生产即可,出生后如出现症状可前往小儿外科就诊。

## 三、Poland 综合征

Poland 综合征是一种出生缺陷,其特征是胸大肌的胸肋头缺如至一侧胸壁所有的肌群发育不全或缺如,仅有完整的筋膜与皮肤,有时还伴有肋骨缺如,合并并指、多指、短指等畸形。

【病因病理】

具体原因尚不明确,普遍认为胚胎期锁骨下动脉的血液供应中断具有重要影响。在胚胎第 6 周时,上肢芽分化出锁骨、胸骨、胸大肌等,胸肌逐渐向肋骨及胸骨靠近并附着其上。如胸肌芽有异常,不能与肋骨、胸骨融合,则呈游离状,胸肌被再吸收而消失,同时胸骨、肋骨、肋软骨退化,形成胸壁缺损。

【临床表现】

Poland 综合征的畸形包括先天性胸大肌缺如、有或无胸小肌及相关肌群的神经缺乏,还可累及腹直肌、前锯肌和背阔肌。也可存在同侧肋骨和肋软骨缺如或发育不良、皮下组织丧失、乳牙缺失、乳头发育不全或缺失。上肢常发生的异常包括发育不全或缺如、短指、并指。(图 8-6)

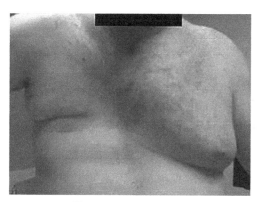

图 8-6 Poland 综合征

【辅助检查】

产前检查基本无法发现本病,多于出生后行胸部 X 线检查显示肋骨的畸形情况,CT 和 MRI 检查可了解相关肌肉发育情况。

【出生后治疗】

对于功能影响不大的 Poland 综合征可以不行特殊治疗,严重影响患儿功能或心理发育的可以行手术治疗,利用计算机定制胸部移植物是较为先进的治疗方式。

【患儿预后】

预后情况主要与畸形程度有关,多数患儿的基本功能和外观可以得到较好的矫正。

【妊娠建议】

本病在胎儿期很难发现,孕妇定期产检,在产科医生指导下正常生产即可,出生后如出现症状可前往小儿外科就诊。

# 第三节　食　管　疾　病

## 一、先天性食管闭锁

先天性食管闭锁是新生儿期消化道的一种严重发育畸形。本病临床上并不少见，男女发病无差异，主要表现为患儿吃奶时出现呕吐、口唇发绀、呛咳和呼吸困难等症状。

【病因病理】

食管闭锁的发病机制目前仍不清楚。尽管有很多理论解释病因，但是没有统一的观点。因为大多数食管闭锁是散发的，所以可能不是简单的遗传机制所致，发病机制可能各不相同，是多因素的，涉及多个基因和复杂的基因环境间的相互作用。

我国目前常用的病理分型：Ⅰ型，单纯性食管闭锁，食管上下段均闭锁，无食管气管瘘，占 4%～8%。近端食管扩张增厚，远端非常短，因而两端距离甚远。Ⅱ型，食管上段有瘘管与气管相通，食管下段盲闭，罕见，只占 0.5%～1%。瘘管很短很窄，从近端食管近盲端处前壁直接通向气管，远端部分通常很短，两端距离亦甚远。Ⅲ型，食管上段闭锁，下段有瘘管与气管相通，最常见，占 85%～90%。近端食管扩张增厚，其前壁与相邻的气管后壁可以有部分共壁，血运丰富，远端食管的近端变细，呈瘘管进入气管下部的后壁，食管两端通常有一定的距离。Ⅳ型，食管上下段皆与气管相通成瘘，占 1%。解剖与Ⅲ型相同，只是加上一个短及窄的从近端食管前壁到邻近气管的瘘管，瘘管通常在手术游离近端食管或在术前气管镜检查时发现，食管两端距离远者少见。Ⅴ型，无食管闭锁，但有瘘管与气管相通，即单纯气管食管瘘，占 2%～5%。

【临床表现】

由于食管闭锁患儿不能吞咽喉液，出生后很快表现出唾液过多的现象，带泡沫的唾液从口腔、鼻孔溢出，并出现阵发性咳嗽、窒息甚至暂时性口唇发绀。典型表现为喂奶时，患儿吸吮一两口后即开始咳嗽，随即奶汁从鼻孔和口腔溢出，同时呼吸困难、面色发绀，这是由于食物迅速充满食管上段盲袋后，反流入气管、支气管。

【辅助检查】

胎儿期超声检查发现一个小的胃泡或胃泡消失伴有羊水过多。产前发现率低，超声检查在胎儿颈中部发现无回声区，同时出现羊水过多和小胃，可提高产前诊断的准确性。随着检查技术的进步，产前 MRI 检查可协助诊断。

【出生后治疗】

先天性食管闭锁病例未经治疗，出生后数日即死亡。因此明确诊断后即应尽早施行手术，治疗畸形。部分患儿在病情允许的情况下可以通过微创手术进行治疗。

【患儿预后】

本病的一大特点是合并畸形率高，超过一半患儿合并其他畸形，其中先天性心脏病是最常见的合并畸形,且对于术后患儿的存活率影响巨大。有报道称本病患儿的手术成活率最高可达 97%,随着新生儿护理技术的进一步发展,早产儿、高危儿的存活率进一步提高,但是严重的心脏畸形、多发畸形仍是影响预后的重要因素。

【妊娠建议】

(1)超声检查是先天性食管闭锁产前检查和随访的主要手段,MRI 检查可协助诊断。孕期按时产检,有助于早期发现、早期诊断,对于进一步评估疾病风险非常重要。

(2)通过胎儿早期彩超检查确诊食管闭锁较为困难,一般发现畸形存在时孕周可能已接近 28~32 周,难以做出终止妊娠的决定。

(3)发现胎儿食管闭锁可能性较大时,建议孕妇前往具有高危产科、新生儿科和小儿外科手术支持能力的医院分娩,评估是否出生后立即手术。

(4)胎儿患食管闭锁时孕妇多有羊水过多,由产科医生评估确定生产时机,生产方式可由产科医生及新生儿科医生共同评估,必要时需要出生后立即予以呼吸支持。

## 二、食管重复畸形

食管重复畸形是指附着于食管壁的一侧呈球形或管状空腔结构,是具有与食管相同组织形态的先天性畸形。其畸形结构呈囊肿样。食管重复畸形多数是上消化道发育异常引起的。通常伴有呼吸困难、心肺功能障碍、吞咽困难、胸廓膨大、咯血等临床表现。对于多数患儿,及早发现并及时治疗往往预后尚可,本病较为罕见。

【病因病理】

食管重复畸形目前病因未明,胎儿时期未产检人群的胎儿是本病的好发人群。上消化道在空泡化阶段发生紊乱,造成上消化道发育异常,使得不能与正常的消化道上下相通,从而造成本病。

在解剖上,食管重复畸形一般有 2 个食管腔,畸形管内膜多为异位胃黏膜,有时可见少量胰腺组织。胃黏膜分泌胃酸,常致消化性溃疡、出血。囊壁中层为平滑肌,外层是浆膜层。囊肿亦可和食管共壁,不易分开,无浆膜。根据囊肿形态及病理特点,临床分为以下几种类型。①单一囊肿型:临床多见。形态不一,但整体结构为一大囊。②多发囊肿型:纵隔脊柱前缘或两旁有多个孤立的囊肿,有的亦可发生在前纵隔。③管腔型:位于胸部的食管囊肿下段呈一细管道,穿过膈肌入腹腔,与肠道交通。④胸、腹多段重复型:除胸部有食管囊肿外,腹腔肠管亦可间隔发生多段重复畸形。⑤憩室型:极少见。

【临床表现】

多数患儿无症状。食管重复畸形通常伴有呼吸困难、心肺功能障碍、吞咽困难、胸廓膨大、咯血等临床表现,部分患儿伴有便血。本病可发生呼吸道感染、贫血等并发症。患儿会出现面部青紫等缺氧症状,这些都是呼吸道梗阻的表现,随着病情加重,患儿缺氧严重,逐步出现呼吸困难。食管畸形的囊肿压迫心脏以及呼吸道时,会出现心肺功能的异常,主要表现为呼吸困难、发绀、心率增快、血氧饱和度下降等,部分患者可能会出现胸闷、胸痛等症状。食管畸形的囊肿压迫食管造成食管管径变细,会出现吞咽困难等症状,表现为食物难以下咽、胸部的哽咽感等,癔球症都有可能体现。食管畸形的囊肿增大到一定的体积时会出现胸廓的膨大,甚至突出于胸壁,造成胸廓畸形,出现膨大改变。

【辅助检查】

胎儿超声:孕 20 周左右可以确定食管周边囊肿大小及位置。

胎儿 MRI:可以明确食管重复畸形的诊断,以及与周边器官关系。

【出生后治疗】

出生后多数无症状,不必立即治疗。满月后进行 CT 检查,3～6 个月行手术治疗,一般通过胸腔镜完成手术。少数与气管或纵隔器官相连、勉强剥离可造成损伤者,可行黏膜剥离或袋形缝合术。囊肿穿破与肺交通者,同时行肺切除术。

(1)凡手术前有严重呼吸困难或吞咽困难者,应先行囊肿穿刺抽液减压,待一般情况改善后再手术。

(2)术中发现囊肿与腹腔相通时,应先探明情况(用橡皮导尿管),如为盲端,争取一并切除。如与肠管相通(可注入亚甲蓝溶液证实),切除有困难者,亦可先切除胸部囊肿,延期切除腹腔重复段。

(3)术中要警惕多发囊肿的存在。因囊肿互相挤压,往往外边囊肿切除后,原相邻受压的另一囊肿壁尚处于瘪缩状态,不易察觉,以致造成术后又有囊肿出现。必要时,可在术中对可疑肿物穿刺造影,术中摄片,以免漏诊。

(4)预防胸段乳糜管的损伤。术终清理创面后如发现有无色透明渗液,应仔细寻找乳糜管,予以缝扎,以防止术后发生乳糜胸。

【患儿预后】

食管重复畸形(囊肿)总体预后良好。

【妊娠建议】

所有食管重复畸形胎儿都应行无创 DNA 检查。孕晚期每 2～3 周产前检查 1 次,咨询小儿外科医生。食管重复畸形不影响分娩方式,以产科医生意见为主。

# 第四节　膈及纵隔疾病

## 一、先天性肺气道畸形

先天性肺气道畸形(congenital pulmonary airway malformations,CPAM),过去称为先天性肺囊性腺瘤样畸形,是一种罕见的由于胎儿支气管树异常增殖而形成的肺实质病变,病因尚不明确。先天性肺气道畸形在中国的发病率为 3.34/10000,发达国家为 1/(25000～435000)。近年来随着 B 超等产前检查水平的提高,CPAM 成为我国小儿外科最常见的肺部疾病。10%的 CPAM 新生儿会出现呼吸道症状,而是否出现临床症状及并发症可以用肺头比(CPAM volume ratio,CVR)来预测。对于有症状的患儿,外科手术是必要的,而无症状患儿是否手术以及手术时间的选择,国内外存在一定差异。

【病因病理】

目前 CPAM 的发病机制尚不明确。

1977 年,美国病理学家 J.T. Stocker 根据组织病理学中 CPAM 囊性病灶的不同表现将其分为 3 型。Ⅰ型是大囊型,最显著的特征是存在大的厚壁囊腔,直径大于 2cm。囊腔内衬假复层纤毛柱状上皮,厚壁周围有平滑肌和弹力组织。在大囊肿之间或大囊肿四周存在肺泡样结构。Ⅱ型是混合型,以许多分隔的囊腔为特征。囊腔最大径通常很少超过 1cm。囊腔衬覆立方至高柱状纤毛上皮,只有很少显示假复层。Ⅲ型是实变型,大体上看是大的、坚实的肺组织肿块,病变类似细支气管样结构,衬有纤毛的立方上皮。

2008 年,Stocker 发现并非所有的 CPAM 病变均为囊性和腺瘤性,还有其他性质不明的类型,于是他增加了 2 种类型(0 型和 4 型)。4 型为腺瘤型;0 型为致死性腺泡发育不良,最为罕见且预后最差。

【临床表现】

大多数病例仅在产前检查中发现肺部异常,整个胎儿期和出生后都是无症状的。部分病灶较大的胎儿可因纵隔受压而出现纵隔移位、食管梗阻和羊水过多等表现,严重者会并发非免疫性积水,可表现为腹腔积液、胸腔积液、心包积液、皮肤水肿、胎盘肿大。其中对心脏的占位效应会导致右心房的静脉回流受阻,最终产生胎儿心力衰竭甚至死亡等严重并发症。因此,出现水肿往往是 CPAM 患儿预后不佳的表现。

出生后 10% 的新生儿及婴儿会出现呼吸道症状,如渐进性呼吸困难,必要时需要气管插管及机械通气。年龄稍大的儿童和成人则更多出现咳嗽、咳痰、发热等肺部感染表现,这种肺部感染往往还具有周期性发作的特点。4%～26% 的患儿可合并其他系统器官的先天性畸形,如食管闭锁、双侧肾发育不良、胃重复畸形、心脏畸形、中枢神经系统和骨骼异常等。当先天性肺气道畸形患儿合并食管重复畸形时会出现进行性喘鸣、呼吸窘迫等表现。

病变压迫引起限制性通气障碍的患儿、在出生后 2 年内接受手术的 CPAM 婴儿,术前可见呼吸顺应性显著降低,术后肺功能得到明显改善。因此肺功能可用来评估病情及手术疗效。我国关于 CPAM 与肺功能异常是否存在相关性的报道较少,仍需要进一步研究。(图 8-7)

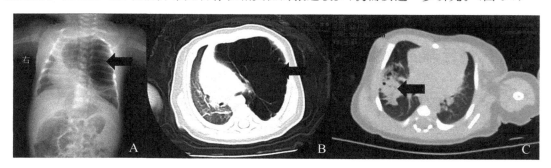

图 8-7 肺功能异常

注:A、B 中箭头指肺气肿;C 中箭头指肺炎。

【辅助检查】

超声检查是检测胎儿胸部肿块的主要手段,发现胎儿肺部存在囊性或实性包块往往提示 CPAM。病变较大者可引起纵隔移位甚至心脏转位,严重者可引起胎儿水肿。病灶常在孕 20～26 周快速增大,孕 25 周左右达到高峰,之后往往停止增长或消退。由于孕晚期正常肺回声增强,而 CPAM 回声减弱,这会干扰正常肺组织和病变包块的辨别。有时出生前病变包块消退或消失可能是假象,出生后检查病灶可能还存在。与超声比较,MRI 可更清楚地观察胎儿气道,在评估肝、纵隔及肺实质结构方面也有一定优势,尤其在羊水过少、母体肥胖等情况下更具优势。(图 8-8、图 8-9)

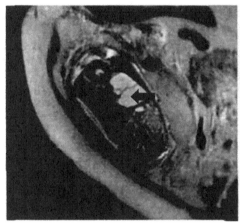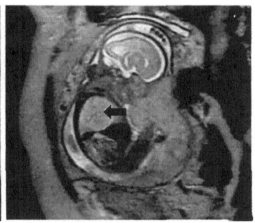

图 8-8 胎儿 MRI

注:箭头指胎儿肺部占位性病变。

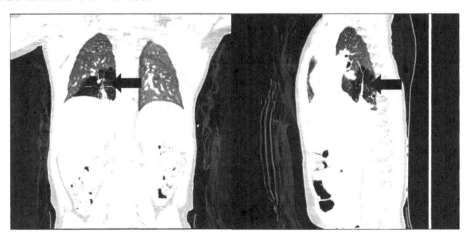

图 8-9 出生后 CT 检查

注:箭头指肺部囊性占位性病变。

10%～20% 的 CPAM 患儿合并其他发育畸形,常见的有食管闭锁、肠闭锁、肾缺失或发育不良、肺其他异常以及心、膈、中枢神经系统和骨骼的异常等。合并其他发育畸形时建议对胎儿行染色体及基因芯片检查。

【出生后治疗】

多数患儿出生后无须立即手术,最大径在 2cm 以下的可能会在 2 岁内消失。出生后有压迫、呼吸困难、感染等症状时应及时手术。对于无症状且最大径在 2～5cm 者,推荐在出生后 6 个月左右择期手术。(图 8-10)

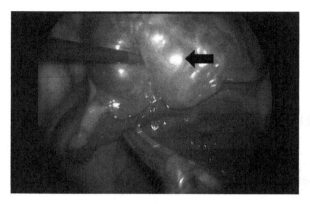

图 8-10　内镜检查

注:箭头指肺部囊性病变。

【患儿预后】

肺头比(CVR)是评估疾病轻重程度与预测胎儿水肿最常用的一个指标,CVR＝病灶的高(cm)×前后径(cm)×横径(cm)×0.523/头围(cm)。病理分型:Ⅰ型是大囊型;Ⅱ型是混合型;Ⅲ型是实变型,病变累计 2 个肺叶,预后差;4 型,不发生胎儿水肿,预后良好;0 型,致死性腺泡发育不良,最为罕见且预后最差。

胎儿出现胸腔积液、心包积液、腹腔积液、皮肤水肿或变厚、羊水过多等两种以上表现时,即可诊断胎儿水肿。孕中晚期时病灶一般不再生长或生长缓慢,而胎儿胸廓会继续增大,所以孕 28 周以后新发胎儿水肿的可能性明显降低。

胎儿水肿发生率为 5％～40％,孕期出现胎儿水肿往往预后不良。出现胎儿水肿而无有效干预,围生期死亡率比较高。

【妊娠建议】

(1)胎儿确诊,CVR≥2,胎儿多处水肿或有多个畸形,可以考虑终止妊娠。

(2)通常不需要胎儿期干预。胎龄＜26 周和(或)CVR≥1.6,建议 1～2 周复查 1 次;胎龄＞30 周和(或)CVR＜1,可适当减少检查频率,一般建议 3～4 周复查 1 次。

(3)需要动态观察肺部病灶大小变化、CVR 值以及有无胎儿水肿。

(4)合并其他畸形时,建议行胎儿染色体及基因芯片检查。

(5)推荐孕妇在有高危产科、新生儿科和小儿外科手术支持能力的医院分娩,评估是否需要立即手术。

(6)本病不影响分娩方式,以产科医生意见为主。

（7）CVR<1 时，低危，建议足月分娩。1<CVP<1.6 时，建议至新生儿抢救能力较强的医疗机构分娩。CVR>1.6 时，高危，建议至有较高水平新生儿抢救能力的医院分娩，分娩前最好由产科医生和新生儿科医生、小儿外科医生共同制订应对方案。对于肿块巨大、纵隔移位和（或）水肿胎儿，必须配备新生儿呼吸机，必要时需要体外膜肺氧合（extracorporeal membrane oxygenation，ECMO）等设备。

（8）超声检查是产前检查和随访的主要手段，MRI 有助于补充诊断。产前规范随访、正确评估疾病风险和有无胎儿水肿非常重要，而且需要与支气管源性囊肿、肠源性囊肿、畸胎瘤、隔离肺、肾上腺血肿等鉴别。

## 二、先天性膈疝

先天性膈疝（congenital diaphragmatic hernia，CDH）在活产新生儿中发病率约为 1/5000。越来越多的 CDH 在产前得到诊断，患儿整体存活率明显上升，可达 85% 以上，但重度 CDH 的病死率仍较高。25%～57% 患儿合并心脏、骨骼、肌肉、消化系统、中枢神经系统、泌尿系统、呼吸系统等畸形；4%～16% 患儿合并染色体异常，合并畸形可能影响存活率，CDH 总体预后良好。产前应完善检查，综合评估肺发育程度及有无合并畸形。

【病因病理】

先天性膈疝根据解剖关系分为以下 3 种类型，胸后外侧疝、食管裂孔疝、胸骨后疝。胸后外侧疝最多见，占 90% 以上，左右侧均可以发病，左侧为主。

肺发育不良、肺血管异常、持续性肺动脉高压、肺表面活性物质缺乏以及伴发畸形等局部因素和系统因素，导致不同程度的缺氧、高碳酸血症和酸中毒的恶性循环是先天性膈疝病理生理的核心。

肺发育不良不仅表现为重量及体积减小、肺泡及支气管数目的减少，而且肺泡的成熟度也有明显的降低，从而进一步影响气体交换。肺血管发育不良是肺发育不良的一部分，主要表现为肺动脉肌层增厚，肺血管分支明显减少，功能上出现肺血管反应性增加，阻力升高，从而最终出现肺动脉高压。

【临床表现】

### 1.呼吸系统症状

严重患儿出生后即出现阵发性呼吸困难、呼吸急促、发绀，往往在哭吵、吸奶和变动体位时加重。哭吵时胸腔负压增加，将会有更多的腹腔脏器进入胸腔，加重压迫。

### 2.消化系统症状

约 25% 的患儿伴发中肠旋转不良，脏器发生嵌顿者会出现呕吐。

### 3.循环系统症状

动脉高压可出现呼吸短促、酸中毒、低氧血症、高碳酸血症、低体温、低血钙、低血镁等。

### 4.体征

患侧胸部呼吸运动减弱,心脏向健侧移位。胸壁叩诊可呈浊音或鼓音,有时可以听到肠鸣音,这是先天性膈疝的重要体征,说明肠管进入胸腔。

【辅助检查】

胎儿超声检查:确定膈肌缺损的位置(左侧、右侧、双侧),疝入胸腔的内容物(是否有肝疝入),测量肺头比(lung area to head circumference ratio,LHR)以及有无合并其他畸形。目前普遍认同 LHR<1.0 且肝疝入时,为重度 CDH,存活率低。由于 LHR 存在一定局限性,且胎龄影响 LHR 值,因此目前更广泛应用的是实测/预测(observed-to-expected ratio,o/e)LHR。左侧 CDH o/e LHR <25%,存活率约为 18%;o/e LHR>45%,存活率为 89%。

胎儿 MRI 检查:通过测量胎肺容积(total fetal lung volume,TFLV)评估预后。研究提示,o/e TFLV<25% 的胎儿在出生后存活率较低。MRI 测量肝疝入体积,肝疝入比例>21% 提示死亡率较高。MRI 对膈疝有无疝囊具有较高的辨别能力,疝囊是 CDH 预后的保护因素之一。(图 8-11)

胎儿心脏超声:对 CDH 胎儿应行心脏彩色多普勒超声检查,了解有无合并心血管系统畸形。

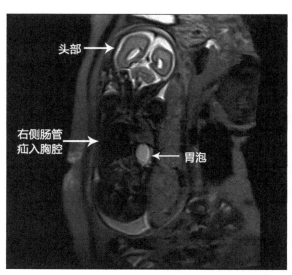

图 8-11　右侧膈疝胎儿 MRI

【出生后治疗】

先天性膈疝患儿出生后往往需要呼吸机辅助通气。先天性膈疝存在解剖关系异常,因此手术是治疗先天性膈疝的必要手段。出生后即在常频机械通气、高频振荡通气、一氧化氮吸入、降肺压药物应用,甚至 ECMO 辅助下,患儿血流动力学达到稳定状态后再进行手术。目前普遍认为,在无肺动脉高压的情况下,可采取腔镜微创方式进行膈疝修补。CDH 术后复发率为5％～20％,因此术后仍需关注发生呼吸系统并发症、消化系统并发症、神经系统并发症等远期并发症的风险。手术需要强大的多学科团队密切配合才能完成。对于纵隔移位严重、肠管占满胸腔、肝疝入比例＞21％、胸腔镜操作空间小的情况,可以通过开放手术行膈肌修补。

手术可以选择开放手术或胸腔镜手术,各有优缺点,以患儿的安全为主,足月且体重＞2000g,伴发畸形不严重者可以选择胸腔镜手术,早产低体重儿可以选择开放手术。(图8-12、图8-13)

手术后常常需要呼吸机辅助通气几天,静脉输液补充营养物质,同时,放置胃管喂养。

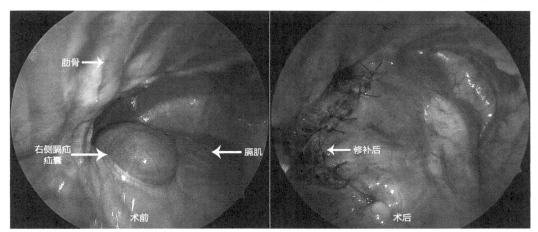

图 8-12　右侧膈疝胸腔镜术前术后对比图,疝内容物为肠管

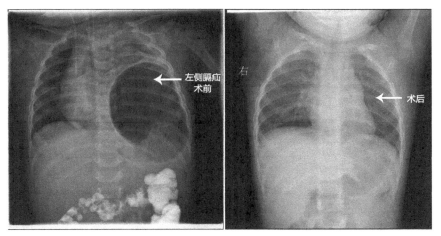

图 8-13　左侧膈疝术前术后对比图

【患儿预后】

总体预后良好,整体存活率明显上升,可达85％以上,但重度先天性膈疝的病死率仍较高。

【妊娠建议】

(1)所有CDH胎儿都应行羊水穿刺,进行染色体核型分析及基因芯片检查,以确定是否存在染色体或基因异常,在胎儿期进行超声心动图检查。

(2)胎儿确诊为先天性膈疝伴发唐氏综合征、严重心脏疾病如法洛氏四联症多发异常、重度肺发育不良且肝疝入较大时,预后不良可能性极大,可以选择终止妊娠。

(3)如继续妊娠,应在孕期密切随访胎儿的生长发育状况,没有特殊情况不需要提早分娩。建议就诊于专业医疗机构,可选择宫内转运,由多学科团队讨论并制订"产前—产时—产后"一体化的治疗和护理方案。同时该医疗机构有能力处理可能的孕期并发症,并有能力接收或为安全转诊的患儿提供及时准确的治疗。必要时需要体外膜肺氧合(ECMO)等设备。

(杨星海 罗艳梅)

# 第九章　先天性肿瘤

新生儿是胎儿分娩后至 30 天内这段时期的特殊群体,其生理、生长发育均有特殊性。约一半的儿童肿瘤发生在 5 岁以内,而新生儿的先天性肿瘤于临床上也屡见不鲜,其中最常见的新生儿先天性肿瘤包括淋巴管瘤、畸胎瘤、神经母细胞瘤、肾母细胞瘤,以下具体介绍。

## 第一节　淋 巴 管 瘤

淋巴管瘤也称淋巴管畸形,发病率为 1‰~2.8‰,男女发病率基本相等,绝大多数发生于 2 岁以下。(图 9-1、图 9-2)

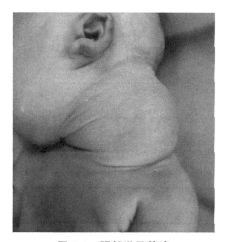
图 9-1　颈部淋巴管瘤

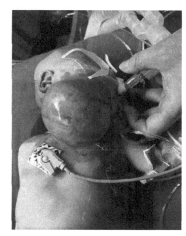
图 9-2　颈部淋巴管瘤

【病因病理】

胚胎第 6 周淋巴系统开始发育,出现成对的颈静脉淋巴囊,同时肠系膜、乳糜池、后淋巴囊增大后连接到胸导管,之后淋巴囊逐渐转化为原始淋巴结并向外周分离扩散,形成淋巴管道,负责人体淋巴液的回流,是人体免疫系统的重要组成部分。目前淋巴管瘤的发病机制并不完全明确,考虑为淋巴系统发育过程中出现异常,导致淋巴液的异常聚集,淋巴管连接中断,异常位置的淋巴组织发育。有研究提示可能与 *VEGFR-3*、*FOX-C 2* 及 *SOX-18* 基因突变有关。

【症状】

淋巴管瘤好发于颈部、颜面部、腋窝，甚至腹腔内，表现为局部的囊性肿块，大小不一，其内囊液多为淡黄色清亮液体，表面皮肤常无特殊改变，存在感染及囊内出血时可呈微红及青紫色，不具有侵蚀性。根据病变类型可分为大囊型、微囊型、混合型。淋巴管瘤囊壁病理可见内皮细胞、淋巴细胞、吞噬细胞、成纤维细胞、白细胞、脂肪细胞等。可在产前彩超检查、MRI中发现，或出生后发现局部囊性肿块。

【产前检查】

产前彩超、MRI提示：胎儿颈部、腋窝、腹腔内含液性病变，考虑淋巴管瘤可能。彩超及MRI对含液性病变敏感，对于淋巴管瘤诊断准确性高。若产前检查已提示，应间断复查随诊，了解病变范围变化情况及胎儿情况。

【出生后治疗】

淋巴管瘤患儿产前无特殊有效治疗方法，患儿出生后应由小儿外科医生评估瘤体对机体影响，尤其颈部淋巴管压迫气管对呼吸的影响，必要时可考虑局部紧急穿刺抽液，缓解局部压迫，恢复患儿呼吸，挽救生命。对于胸、腹、背部、腋窝等处的较小病变（小于3cm），且经观察不影响患儿生命、活动、生长发育，可考虑待患儿满月后门诊就诊，再评估制订治疗方案。若病变位于颈部、腹腔内、腋窝等重要部位，且病变（大于3cm），应于出生后即住院治疗，进一步检查及观察患儿情况，制订下一步治疗方案。

淋巴管瘤的治疗方法有手术切除、介入治疗等，单一方法治疗效果不佳时亦可考虑多方法结合治疗。

手术治疗依然是淋巴管瘤患儿的首选治疗方案，可更为彻底地清除病灶。对于微囊型淋巴管瘤，介入治疗难以穿破多发的囊壁，导致治疗效果不佳，且硬化剂注射后可局部形成质硬瘢痕，组织间粘连，增加手术切除难度，增大了面神经损伤风险。

【患儿预后】

淋巴管瘤为良性病变，患儿存活率高，但亦存在局部外观不满意、瘢痕形成、复发、面神经损伤等风险。（图9-3）

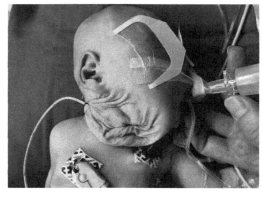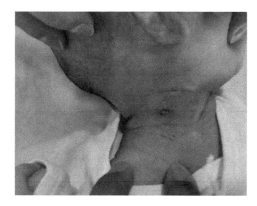

图9-3 手术后效果图

【妊娠建议】

（1）若产检提示患儿存在淋巴管瘤可能，应按时产检，了解病变范围变化情况及胎儿情况。

（2）若患儿合并其他严重心血管畸形、多发畸形、唐氏综合征时，可以考虑终止妊娠。

（3）通常不需要胎儿期干预。

（4）淋巴管瘤不影响分娩方式，以产科医生意见为主。

# 第二节　畸　胎　瘤

畸胎瘤是一种由于原始胚层的胚细胞异常发育的胚胎源性肿瘤，好发于身体中线及两旁，可发生于任何年龄，以小儿特别是新生儿及婴儿多见，是新生儿最常见的生殖细胞肿瘤。（图 9-4、图 9-5）

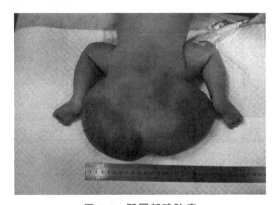

图 9-4　骶尾部畸胎瘤

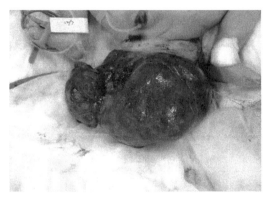

图 9-5　骶尾部畸胎瘤

【病因病理】

畸胎瘤病因尚不明确，考虑胚胎早期的全能干细胞在机体调节分化机制出现异常时逐渐分化为胚内型，成为畸胎瘤。

【症状】

畸胎瘤最常见于骶尾部，腹腔、盆腔、纵隔甚至颅内亦可能存在。根据组织类型可分为成熟型、未成熟型和恶性，可在产前彩超检查、MRI 中发现，或出生后发现骶尾部肿块。

【产前检查】

产前彩超：胎儿骶尾部、腹腔内混合回声改变，考虑畸胎瘤可能。

MRI：胎儿骶尾部、腹腔内有实性、囊实性占位性病变，考虑畸胎瘤可能。彩超及 MRI 对实质性肿块较敏感，多于产前检查中提示，孕妇应复查随诊，了解病变范围变化情况及胎儿情况。

【出生后治疗】

新生儿畸胎瘤多为良性肿瘤,但随年龄增长可转变为恶性,所以明确诊断后均建议尽早手术治疗。产前无特殊有效治疗方法,患儿出生后应由小儿外科医生早期诊断,评估情况,若能明确诊断,应转入小儿外科住院治疗,进一步完善患儿影像学检查及相关血液检查,进一步评估患儿一般情况及手术风险,限期行手术切除治疗。若瘤体破裂、出血、危及生命,则需抢救的同时考虑行急诊手术治疗。

【患儿预后】

患儿预后需根据病理检查结果及手术中情况进行综合判断,骶尾部畸胎瘤术后 5 年总生存率超过 90%,而复发率约为 50%,复发常在 5 年内出现。有研究报道骶尾部成熟性畸胎瘤、未成熟性畸胎瘤、恶性畸胎瘤复发率分别为 10.8%、9.1% 和 28.5%,故畸胎瘤患儿术后应定期复查至少 5 年,包括血液检查及影像学检查。(图 9-6、图 9-7)

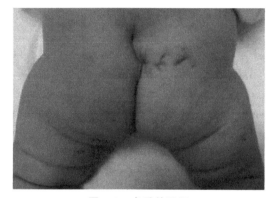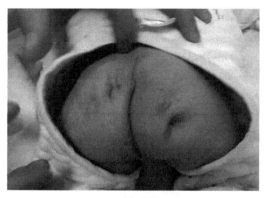

图 9-6　术后效果图　　　　　　　　　　图 9-7　术后效果图

【妊娠建议】

(1)若孕妇产检提示患儿存在畸胎瘤可能,应按时产检,了解病变范围变化情况及胎儿情况。

(2)若患儿合并其他严重心血管畸形、多发畸形、唐氏综合征时,可以考虑终止妊娠。

(3)通常不需要胎儿期干预。

(4)畸胎瘤不影响分娩方式,以产科医生意见为主。患儿出生后请小儿外科医生会诊,评估患儿情况后指导下一步治疗。

# 第三节　神经母细胞瘤

神经母细胞瘤是一种儿童常见的实质性肿瘤,主要起源于肾上腺,但也可起源于肾上腺外,如腹膜后或胸部。约 75% 的神经母细胞瘤患儿发病在 5 岁以下。有家族倾向性。原发

于中枢神经系统的神经母细胞瘤极少见。(图 9-8)

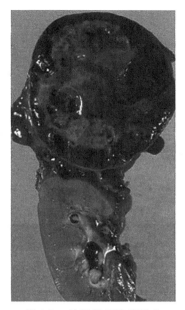

图 9-8　神经母细胞瘤标本

【病因病理】

目前关于神经母细胞瘤真正的病因尚不清楚。发现一些遗传易感因素与神经母细胞瘤的发病相关。家族型神经母细胞瘤被证明与产生间变性淋巴瘤激酶(anaplastic lymphoma kinase,ALK)的体细胞突变有关。此外,在神经母细胞瘤患儿中还发现许多分子突变。*N-myc* 基因的扩增突变在神经母细胞瘤患儿中也很常见。其扩增类型呈双向分布:在一个极端为 3～10 倍扩增,在另一个极端为 100～300 倍扩增。*N-myc* 基因的扩增突变往往与肿瘤的扩散相关。*LMO 1* 基因被证明与肿瘤的恶性程度相关。

【症状】

神经母细胞瘤的初发症状不典型,症状取决于肿瘤所处的器官以及是否发生转移。腹腔的神经母细胞瘤一般表现为腹部膨隆以及便秘;胸腔神经母细胞瘤一般表现为呼吸困难;脊髓神经母细胞瘤一般表现为躯干与肢体力量减退,患者往往会有站立、行走等困难;腿部以及髋部等的神经母细胞瘤可以表现为骨痛以及跛行;骨髓的破坏使患者贫血,皮肤苍白。罕见但具有特征性的临床表现包括脊髓横断性病变(脊髓压迫,占 5％)、顽固性腹泻(肿瘤分泌血管活性肠肽,占 4％)、Horner 综合征(颈部肿瘤,占 2.4％)、共济失调(肿瘤的旁分泌所致,占 1.3％)以及高血压(肾动脉受压或者儿茶酚胺分泌,占 1.3％)。

【产前检查】

90％的胎儿神经母细胞瘤发生在肾上腺。通常在孕晚期(平均孕 36 周)才被发现。超声发现胎儿肾上腺肿块时,应考虑神经母细胞瘤可能,特别是位于右侧。表现为肾上腺区的囊状、实性或囊实性肿块,偶尔也会出现钙化。

胎儿 MRI 可提示瘤体内信号欠均匀,$T_1$ 加权成像($T_1$WI)信号多为低信号影,$T_2$ 加权成像（T$_2$WI）信号多表现为高信号影或等信号影，弥散加权像（DWI）为高信号影或等信号影，增强扫描可见不均匀明显强化。（图 9-9）

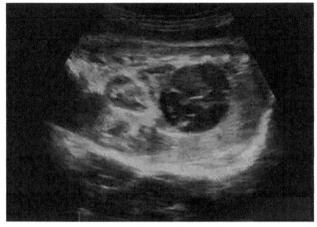

图 9-9　产前超声

【出生后治疗】

治疗方案基于风险分层决定。对于低风险和中风险患儿，手术切除很重要。中风险患儿需要进行化疗，常用化疗药物包括长春新碱、环磷酰胺、多柔比星、顺铂、卡铂、异环磷酰胺、依托泊苷。高危患儿常需要大剂量化疗、干细胞移植和应用顺式-维 A 酸。中危或高危患儿有时需放射治疗。使用针对神经母细胞瘤抗原与细胞因子组合的单克隆抗体的免疫治疗是治疗高危患儿的最新方法。

【患儿预后】

经治疗后，低危患儿治愈率超过 90％，中危患儿治愈率为 70％～90％。然而，高危患儿的治愈率仅为 30％左右。近年来，随着免疫治疗以及新药物的出现，高危患儿的预后有了一定的改善。

【妊娠建议】

（1）若产检提示患儿存在神经母细胞瘤可能，应按时产检，了解病变范围变化情况及胎儿情况。

（2）若患儿合并其他严重心血管畸形、多发畸形、唐氏综合征时，可以考虑终止妊娠。

（3）产前或者出生后第一年内确诊并治疗，生存率＞90％，通常不需要胎儿期干预。

（4）神经母细胞瘤不影响分娩方式，以产科医生意见为主。

# 第四节　肾母细胞瘤

肾母细胞瘤又称肾胚胎瘤，1899 年 Max Wilms 做了详细描述，故又称 Wilms 瘤，是小儿最常见的原发于肾脏的恶性肿瘤，主要发病于 6 岁以下，单侧或双侧发病，双侧病变较少见,大约 10% 的肾母细胞瘤伴有先天性发育畸形。(图 9-10、图 9-11)随着化疗、手术、放疗等多种治疗手段的综合应用,总体生存率已经达到 85% 以上。

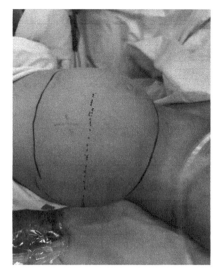

图 9-10　腹部外观

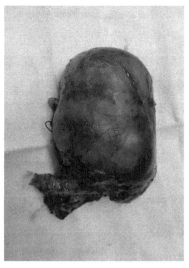

图 9-11　患肾瘤体

【病因病理】

肾母细胞瘤的确切病因尚不清楚,肿瘤可能起源于后肾胚基,而肾母细胞增生复合体可能转化为肾母细胞瘤,孕 36 周后仍持续有后肾胚基,这些残留者如汇合、侵入肾脏并逐渐扩大,可能发展为恶性肿瘤。肾母细胞瘤是胚胎性肿瘤,遗传因素在肿瘤发生中具有一定的作用,有家族史的肾母细胞瘤患儿常伴有多种先天异常,可以检测到基因突变。另外,可能与 11 号染色体上位于 11p13 的 *WT-1* 基因丢失或突变有关。

肾母细胞瘤是一边界清晰、有包膜的实体瘤,可发生于肾的任何部位。肿瘤剖面呈灰白色鱼肉样膨出,常有出血、坏死,呈黄色及棕色,可有囊腔形成,肿瘤破坏并压迫肾组织使肾盂肾盏变形,可侵入肾盂向输尿管发展,引起血尿及梗阻。肿瘤经淋巴转移可至肾门淋巴结及主动脉旁淋巴结,也可形成瘤栓,沿肾静脉入下腔静脉甚至右心房。经血行转移可至全身各处。

【症状】

常见临床表现为腹部包块、腹痛和腹胀,多在给患儿洗澡或更衣时偶然表现,肿瘤较小时不影响患儿营养状况、发育及健康状态,约 40% 患儿有腹痛表现。肾母细胞瘤患儿中,约 18% 表现为肉眼血尿,血尿出现与肿瘤侵入肾盂有关,24% 为镜下血尿。大约 25% 患儿有高血压表现。10% 的患儿可能有发热、厌食、体重减轻。肺转移患儿可出现呼吸系统症状,肝转移患儿可有上腹部疼痛,下腔静脉梗阻者可表现为腹壁静脉曲张或精索静脉曲张。肺栓塞罕见。

【产前检查】

根据病因及临床统计数据来看,多于出生后至 6 岁发病率较高,胎儿期及新生儿期该病较罕见,故产前检查出该病较少,需与中胚层肾瘤鉴别。出生后需完善血液检查、尿生化、腹部 CT、腹部 MRI、胸部 CT、PET-CT、病理组织学等检查,明确病变及转移灶。

产前胎儿彩超:胎儿腹腔内肾区实性或囊实性改变,边界清楚,肿瘤与肾实质无明显界限,探查血管是否瘤栓形成。

产前 MRI:胎儿腹腔内肾区实性或囊实性改变,边界清楚,肿瘤与肾实质无明显界限。可明确肿瘤侵犯范围、肿瘤与周围脏器关系、有无肝转移及腔静脉瘤栓。

【出生后治疗】

肾母细胞瘤的治疗原则是以手术、化疗和放疗相结合的综合治疗,手术切除是整体治疗的基石。北美儿童肿瘤协作组(Children's Oncology Group,COG)方案治疗的优点是可以得到最原始、最准确的病理结果,但如果瘤体较大,则术中出血、瘤体破裂、手术难度增大以及血行转移风险增大。国际小儿肿瘤协会(International Society of Pediatric Oncology,SIOP)方案治疗的优点是化疗后肿瘤体积缩小,便于手术切除,术中出血少,瘤体周围有纤维假包膜形成,术中瘤体破裂概率低,但缺点是可能会出现病理类型不准确及误诊。

单侧肾母细胞瘤根治性切除适合大多数单侧病变。双侧肾母细胞瘤保留肾单位肿瘤剥除,可术前常规化疗后分次手术,如双侧瘤体均较小,可行一期切除;也可行一侧肾切除术,一侧保留肾单位肿瘤剥除术。

放疗的剂量相应会有差别,COG 和 SIOP 方案均推荐放疗在术后 2 周内进行,一般采用低剂量分次照射,剂量为 10~20Gy。

【患儿预后】

预后与病理类型、肿瘤分期、年龄、肿瘤大小、单双侧等相关,单纯手术或手术加放化疗存活率仅为 20%~40%。近年来报道放线菌素 D、长春新碱、阿霉素等化疗药物能提高无瘤存活率。局灶间变性者较弥散者预后好。年龄小于 2 岁及肿瘤重量低于 550g 者预后较好。

【妊娠建议】

(1)若孕妇产检提示患儿存在肾母细胞瘤可能,应按时产检,了解瘤体变化、是否转移及胎儿情况,根据情况选择是否终止妊娠。

(2)若患儿合并其他严重心血管畸形、多发畸形等,可行羊水穿刺等检查,可以考虑终止妊娠。

(3)胎儿期病变罕见,发现病变时多为孕晚期,通常无法胎儿期手术,酌情选择是否引产或终止妊娠。

(4)本病不影响分娩方式,以产科医生意见为主。患儿出生后请小儿外科医生会诊,评估患儿情况后指导下一步治疗。

(刘俊)

# 第十章　颈部及其他结构畸形

颈部先天性囊肿及瘘管均由胚胎期的鳃弓、鳃裂、咽囊等颈部组织演变而来。根据囊肿的部位分为 2 型。①正中型：由甲状舌管演变而成正中型的甲状腺舌管囊肿。②旁侧型：由鳃裂演变而成，称为鳃源性囊肿。

颈前区先天性畸形：①颏下皮样囊肿；②甲状腺舌管囊肿；③外侧鳃源性囊肿；④颈正中裂；⑤胸骨上窝皮样囊肿；⑥外侧鳃源性瘘；⑦颈部软骨附件。

## 第一节　甲状腺舌管囊肿

甲状腺舌管囊肿是最常见的先天性颈部中线畸形，是甲状腺舌管退化不全引起的。多数可随吞咽、伸舌活动。多数表现为颈部正中囊性包块，约 25％合并瘘管。

【病因病理】

孕 5 周时，胚胎第一腮弓和第二腮弓之间发生甲状腺舌管始基组织，后沿正中线下行至颈部，构成甲状腺舌管，下端发育成甲状腺。随着甲状腺的发育，甲状腺舌管退化成纤维条索，开口于舌根部盲孔。发育过程中的导管中的上皮细胞未完全消失，形成甲状腺舌管囊肿。

【临床表现】

多数发病于 5 岁以内，位于颈部中线，常见于舌骨与甲状腺间。囊肿直径为 1～2cm，光滑，边界清，可随吞咽、伸舌活动。未发生感染时无明显自觉症状，感染后局部红、肿、皮温升高伴疼痛。感染破溃后形成甲状腺舌管瘘管。瘘管不经手术治疗无法痊愈。（图 10-1）

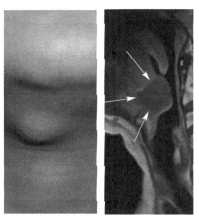

**图 10-1　甲状腺舌管囊肿**

【辅助检查】

典型颈部中线囊肿,随吞咽、伸舌运动可上下活动,部分有感染病史,一般诊断不困难。可行颈部 CT 或 MRI 检查进一步明确诊断,但手术前需与异位甲状腺鉴别。

【出生后治疗】

手术是唯一治疗方法。诊断明确后,应尽量在感染前手术,手术应同时切除舌骨中央部分。若在根治性手术前出现感染,先予控制感染,合并脓肿形成者行手术切开引流,待感染完全控制 2～3 个月后再行手术根治。

【患儿预后】

此病预后多良好。

【妊娠建议】

本病在胎儿期很难发现,孕妇按时产检,在产科医生指导下正常生产即可,出生后如出现症状可前往小儿外科就诊。

# 第二节　颈部鳃源性囊肿及瘘管

大多数鳃裂异常来源于第二鳃裂,少数来源于第一鳃裂、第三鳃裂、第四鳃裂。颈部鳃源性囊肿及瘘管多来源于第二鳃裂;第一鳃裂异常少见,常见于女性患者,多位于下颌角区及外耳道间;第三鳃裂、第四鳃裂异常较罕见,也称梨状窝瘘。下面主要讲述第二鳃裂异常。

【病因病理】

第二鳃裂正常发育时完全消失,但若在发育过程中未完全闭合则形成囊肿及瘘管。其表层为复层鳞状上皮,其中可见毛囊、皮脂及汗腺,部分为柱状上皮,瘘管壁为纤维结缔组织。

【临床表现】

部分婴幼儿中可见颈部胸锁乳突肌前方有圆形囊性肿物,直径为 1～3cm,前方偶可见一小孔,可见透明黏液溢出。合并感染后,局部红肿、疼痛,有时破溃流出脓性分泌物。

【辅助检查】

典型者颈部根部两侧出现囊肿或瘘口,诊断较容易,可行颈部 CT 或 MRI 检查进一步明确诊断,但需与颈部淋巴管瘤、甲状腺舌管囊肿及瘘管等鉴别。

【出生后治疗】

手术完全切除囊肿或瘘管是唯一治疗方法。与甲状腺舌管囊肿类似,若在根治性手术前出现感染,先予控制感染,合并脓肿形成者行手术切开引流,待感染完全控制 2～3 个月后

再行手术根治。(图 10-2)

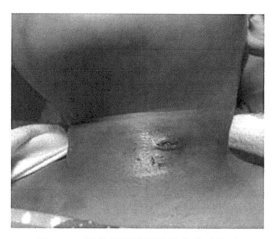

图 10-2 颈部鳃源性囊肿及瘘管感染后

【患儿预后】

预后良好。

【妊娠建议】

本病在胎儿期很难发现,孕妇按时产检,在产科医生指导下正常生产即可,出生后如出现症状可前往小儿外科就诊。

(耿红琼)

# 第十一章　先天性结构畸形护理

随着小儿外科手术技术、麻醉技术和重症监护技术的提高,各种先天性结构畸形疾病包括复杂的先天性结构畸形疾病,手术治愈率在 90％以上。由于部分复杂的先天性结构畸形治疗时间较长,患儿住院时间长达几周甚至几个月,因此小儿外科重症监护的护理非常重要,富有挑战性。护理围手术期患儿需要护士有专业护理知识和技能,包括新生儿专科护理知识和小儿外科专业护理知识,这样才能做好病情观察,及时发现并处理复杂的内外科相关并发症。

## 第一节　消化道畸形围手术期护理

### 一、护理原则

#### 1.保暖

因术后管道较多,故术后要加强保暖。新生儿(尤其是早产儿)体温调节中枢未发育成熟,皮下脂肪较薄,体表面积相对较大,容易散热,所以新生儿(尤其是早产儿)整个围手术期要加强保暖。

#### 2.保持呼吸道通畅

患儿入 ICU 后,床旁常规备吸痰装置、吸氧装置、心电监护装置,加强呼吸道的护理,麻醉清醒后取斜坡位。

#### 3.胃肠减压

所有消化道畸形手术均需胃肠减压,妥善固定胃肠减压装置,防止患儿变换体位时加重对咽部的刺激以及装置受压、脱出而影响减压效果。保持管路的通畅,维持有效负压。胃肠减压期间如出现呕吐等胃管引流不畅,需要抽吸胃管。观察引流液的颜色、性质、量,并做好记录。

### 二、术前护理

#### (一)择期手术/限期手术

择期手术指允许充足的时间进行术前准备,选择合适的时机实施手术。限期手术也称亚急诊手术,指某些疾病虽不能立即危及生命,但延迟手术过久可能会对机体造成难以逆转的危害,严重影响生活质量。

### 1.热情接待患儿及家长

介绍病房环境、规章制度及医护人员,收集患儿资料,评估患儿病情,做出护理诊断,拟定护理计划,实施护理措施。

### 2.协助完善各项术前检查

与家属沟通围手术期配合治疗护理事宜及注意事项,取得家属配合。

### 3.皮肤准备

术前 1d 洗澡,手术多采取腔镜微创方式,故注意胸腹部及脐孔清洁。

### 4.胃肠道准备

(1)胃肠减压:胃肠道及胆道手术、经腹的腹膜后手术、肝脾手术等术前应置入胃管,持续胃肠减压。幽门梗阻患儿术前应洗胃。

(2)腹腔镜手术、肾脏手术、胆道手术等非肠道手术:术晨应用开塞露通便 1 次,结直肠及肛门手术患儿遵医嘱术前几天及术晨进行清洁灌肠。

### 5.饮食

遵医嘱给予喂养,母乳喂养者术前禁食 4h,配方奶喂养者术前禁食 6h。巨结肠手术前 1 周应少渣或无渣饮食。

### 6.手术当天准备

测量生命体征并记录,建立双静脉通道。准备好需要带入手术室的药物、影像资料及病历,与手术室人员进行核对交接。

## (二)急诊手术术前护理常规

直接威胁患儿生命的疾病,或延缓手术将导致患儿机体或器官功能丧失甚至残废的情况均需急诊手术。

(1)收集患儿资料,评估患儿病情,做出护理诊断,拟定护理计划,实施护理措施。

(2)建立静脉通道,遵医嘱输注药物。

(3)完善各种术前检查。

(4)询问患儿最后一次进食、进水时间,并通知医生,指导患儿禁食禁水,置胃管持续胃肠减压。

(5)向家长讲解急诊手术必要性及护理配合注意事项,消除其心理负担和精神压力,减轻对手术的担心。

## 三、术后护理

### 1.做好交接班工作

术后患儿回病房,应仔细与相关工作人员交接患儿全身皮肤和伤口情况、各种引流管是否通畅,观察患儿麻醉是否清醒,监测生命体征并记录。

### 2.全身麻醉术后护理常规

(1)遵医嘱持续 24h 低流量吸氧,心电监护,严密监测生命体征并记录。

(2)注意保暖,注意防止患儿坠床。

(3)密切观察患儿口唇颜色,如口唇发绀或闻及痰鸣音,立即吸痰处理,防止误吸及窒息。

### 3.伤口护理

(1)伤口敷料保持清洁干燥,密切观察伤口有无渗血、渗液,如有渗血、渗液,及时通知医生处理。

(2)腹部大手术需用纱布加压包扎手术切口,但注意包扎不宜过紧,以免影响患儿呼吸。应用抗生素控制感染。

(3)换药及拆线:伤口感染,分泌物较多时,应至少每天换药 1 次,敷料浸湿时应及时更换。

(4)各部位伤口拆线时间:面颈部 4～5d;胸部、腹部、背部 7～10d;会阴部 5～10d;四肢 10～14d,近关节处可延长拆线时间;尿道 10d;营养不良、切口张力较大者可适当延长拆线时间。

### 4.管道护理

(1)胃管护理见表 11-1。

表 11-1　胃管护理

| 项目 | 观察及护理内容 |
|---|---|
| 常规护理 | 1.每班检查胃管留置的长度、胶布固定有无松动<br>2.胃肠减压器每日更换,保持有效负压<br>3.每日用生理盐水棉签口腔护理 2 次<br>4.留置胃管超过 2 周者,更换胃管(食管手术除外) |
| 观察要点 | 1.观察管道是否通畅、固定是否妥善<br>2.观察胃液颜色、性状、量<br>3.观察患儿腹部体征 |
| 指导要点 | 1.勿扭曲、打折、压迫管道<br>2.告知家属留置胃管的重要性,切勿自行拔出<br>3.胃管在泵奶期间容易发生堵管现象,泵奶时早晚用温水冲管 |
| 拔管要求 | 1.肠蠕动恢复、肛门排气排便<br>2.引流胃液量逐日减少,颜色清亮<br>3.遵医嘱拔管 |
| 拔管后观察 | 进食后患儿有无呕吐、腹胀 |

（2）尿管护理见表 11-2。

表 11-2　尿管护理

| 项目 | 观察及护理内容 |
|------|------|
| 常规护理 | 1.每日用 0.5％活力碘尿道口护理 2 次<br>2.及时倾倒尿液,每周更换引流袋 1 次 |
| 观察要点 | 1.观察管道是否通畅、固定是否妥善<br>2.观察尿液颜色、性状、量<br>3.观察患儿下腹部体征,叩诊膀胱有无充盈 |
| 指导要点 | 1.勿扭曲、打折、压迫管道<br>2.妥善固定管道,避免意外拔管<br>3.尿袋始终低于耻骨联合平面 |
| 拔管要求 | 遵医嘱拔管 |
| 拔管后观察 | 观察首次排尿时间及尿量,观察有无尿潴留 |

（3）胸腔闭式引流管护理见表 11-3。

表 11-3　胸腔闭式引流管护理

| 项目 | 观察及护理内容 |
|------|------|
| 常规护理 | 1.确保管道牢固固定<br>2.定期挤捏管道,保持管道通畅<br>3.床旁备卵圆钳 2 把,移动患儿时需夹闭 |
| 观察要点 | 1.观察管道是否通畅、固定、封闭及水柱波动是否明显<br>2.观察引流液性状、颜色、量<br>3.观察患儿伤口周围情况,有无捻发音或捻发感<br>4.观察患儿呼吸状况,有无呼吸急促或反常呼吸 |
| 指导要点 | 1.勿扭曲、打折、压迫管道,引流瓶勿高于引流管出口平面<br>2.妥善固定管道,避免意外拔管,如不慎滑脱,应立即双手紧紧捏住引流管周围皮肤,并及时通知医生<br>3.留置管道期间患儿尽量采取半卧位 |
| 拔管要求 | 1.引流气体、液体逐日减少<br>2.复查胸片,肺复张良好<br>3.夹管 24～48h 后无发热<br>4.由医生拔管,引流口用凡士林纱布紧密覆盖 |
| 拔管后观察 | 1.观察有无胸闷、气促、呼吸困难<br>2.观察引流口周围伤口有无渗血 |

（4）肛管护理见表 11-4。

表 11-4　肛管护理

| 项目 | 观察及护理内容 |
|---|---|
| 常规护理 | 肛周伤口每日给予 0.5％活力碘消毒 2 次 |
| 观察要点 | 1.观察肛管排气、排便是否通畅,妥善固定管道,避免扭曲、打折<br>2.观察排便颜色、性状、量<br>3.观察肛周伤口敷料有无渗血渗液 |
| 指导要点 | 肛管外露不可过长,以免尿不湿堵塞肛管口 |
| 拔管要求 | 1.肛门排气、排便通畅<br>2.肛周伤口愈合<br>3.遵医嘱拔管 |
| 拔管后观察 | 1.肛门排气、排便情况<br>2.肛周伤口恢复情况 |

（5）腹腔引流管护理见表 11-5。

表 11-5　腹腔引流管护理

| 项目 | 观察及护理内容 |
|---|---|
| 常规护理 | 1.保持引流管周围皮肤清洁干燥,如有渗液及时换药<br>2.每日更换引流袋<br>3.术后经常改变体位,利于引流 |
| 观察要点 | 1.观察引流液颜色、性状、量<br>2.注意有无出血<br>3.观察患儿腹部、全身情况 |
| 指导要点 | 1.管道妥善固定,勿扭曲、打折、压迫管道<br>2.定时挤压管道,防止堵塞<br>3.引流袋位置不可高出引流口平面,防止逆行感染<br>4.避免活动翻身时引流管脱出 |
| 拔管要求 | 1.引流液颜色逐渐变浅、量逐渐减少<br>2.遵医嘱拔管 |
| 拔管后观察 | 观察引流管部位伤口情况 |

（6）PICC 导管护理见表 11-6。

表 11-6　PICC 导管护理

| 项目 | 观察及护理内容 |
|---|---|
| 常规护理 | 1.严格无菌操作<br>2.冲管和封管应使用 10ml 以上注射器或一次性专用冲洗装置,输液完毕后应用导管容积加延长管容积 2 倍的生理盐水或肝素盐水正压封管<br>3.消毒导管接口时,应用力擦拭接口的横切面及周围,时间大于 15s<br>4.无菌透明敷料至少每 7d 更换 1 次,无菌纱布敷料至少每 2d 更换 1 次。穿刺部位渗液、渗血时应及时更换敷料<br>5.穿刺部位的敷料松动、污染等时应立即更换<br>6.输入化疗药物、氨基酸、脂肪乳等高渗、强刺激性药物或输血前后,应及时冲管<br>7.记录 PICC 导管体外刻度 |
| 观察要点 | 1.每日测量并记录臂围、腿围,并密切观察导管处皮肤有无发红、疼痛、肿胀及渗出,观察穿刺点周围有无硬结,如有渗血、渗液、感染及出血倾向应及时拔除导管<br>2.保持 PICC 置管处清洁干燥,贴膜下有汗液时,及时更换 |
| 指导要点 | 1.换药时自下向上轻轻拆除敷贴,避免牵拉导管<br>2.置管肢体避免过度屈伸、持重或剧烈活动 |
| 拔管要求 | 嘱患者放松,缓慢匀速拔管,如出现拔管困难,可借助影像学检查(如 X 线检查、B 型超声等)查找原因,切忌强行用力拔管,防止出现断管或者栓子脱落而危及患者生命 |
| 拔管后观察 | 1.穿刺点按压 5～10min,观察患儿有无胸痛、胸闷、呼吸困难等症状<br>2.PICC 导管拔出后要评估导管的长度,导管是否缺损、损伤、断裂以及头端是否完整<br>3.嘱 24h 后揭开敷料 |

## 5.肠造口护理

小儿肠造口手术是小儿外科治疗危重急腹症或先天性肛肠畸形等疾病常见的术式之一,是临床上挽救患儿生命的重要方法,一般多为临时性造口,待 3～6 个月患儿病情缓解后进行二期关瘘术,以恢复正常的肠道功能。因为患儿年龄小、不会配合、护理不当等可导致多种并发症发生,增加患儿痛苦,影响造口关闭时间及手术效果,甚至影响患儿的生长发育,所以术后做好肠造口护理非常重要。

（1）观察肠造口肠管情况:①正常肠造口黏膜红润有光泽,如果肠黏膜呈暗红色或黑色改变,应警惕肠造口缺血坏死,及时通知医生处理。②观察有无造口回缩,正常造口术后一般高于周围皮肤 1～2cm,如发现低于周围皮肤或造口周围缝合线脱落应及时通知医生处理,以免造口缩回腹腔,造成严重腹腔感染。③观察肠造口排气排便情况。术后早期从肠造口排出少量鲜红色或淡红色的液体,1～3d 会排出粪便,如进食后 3～4d 仍没有大便排出,应查看造口有无狭窄或粪便堵塞,可用无菌橡胶肛管缓慢插入造口并注入适量的液体石蜡,或采用温生理盐水灌肠等方法刺激肠道蠕动排便。

(2)营养与饮食:肠造瘘术后早期胃肠外营养是主要的营养供应途径,注意保持水电解质平衡,准确记录 24h 出入量。蠕动恢复,造瘘口排出粪便,腹部胀气消失后可考虑经口喂养。指导患儿先适量饮水或流质饮食,逐渐过渡到普通饮食。如大便稀薄,可适当口服蒙脱石散以收敛大便,避免水分过多丢失。小肠造瘘患儿营养物质吸收相对困难,建议选择特殊营养配方奶粉喂养直到造口关闭术完成,以促进营养物质吸收,确保患儿生长发育良好。

(3)并发症护理:小儿肠造口并发症发生率很高,最常见的造口并发症是造口周围皮炎。造口周围皮炎多因肠段分泌物与皮肤接触引起或一次性造口袋安置不当造成渗漏、压迫、摩擦所致。轻者造口周围皮肤红肿、压痛、糜烂,重者发生溃疡。预防:①重视造口排便管理,造口敞开后立即接造口袋,排水样便的患儿造口袋内放置棉球以吸附水分,防止大便接触皮肤。②选择合适的造口护理产品,可避免皮炎的发生。③造口护理时,动作要轻柔。护理:出现造口周围皮炎,应保持局部的清洁,每次行造口护理时用无菌生理盐水清洁皮肤,轻轻拭干后涂上皮肤保护粉后喷洒造口保护膜。治疗造口旁溃疡需换药,用敷料包扎治疗。

(4)家属指导:患儿衣物要舒适柔软,避免穿紧身衣裤,以免压迫、摩擦造口,影响血液循环。教会患儿家属正确使用造口袋,掌握护理技巧,减少并发症发生。

### 6.饮食

非腹部手术后应禁食禁饮 6h,手术当天应少量多餐,逐渐加奶。腹部手术患儿应禁食至肠蠕动恢复,禁食期间应加强口腔护理。

# 第二节　泌尿系畸形围手术期护理

## 一、术前护理

### 1.入院宣教

帮助患儿及家属熟悉病区环境,以消除患儿的恐惧和焦虑情绪。

### 2.协助完善各项术前检查

与家属沟通围手术期配合治疗护理事宜及注意事项,取得家属配合。

### 3.护理措施

(1)告知家属治疗计划及各项检查的目的、意义,做好解释工作。

(2)完善各项专科检查及术前检查。

(3)术前 1d 备皮、更衣,保持手术区皮肤清洁。

（4）需行肠道准备者,术前 1d 进食无渣饮食,手术当日术前 8h 禁食,术前 4h 禁饮,新生儿及婴幼儿术前 4h 禁食。

（5）询问过敏史,做药物过敏试验,并做好手术标记。

（6）备好麻醉床及术后所需要用物（支被架、标记物品、电极等）,根据手术及麻醉方式备好监护仪及抢救物品。

（7）术前宣教:介绍术后体位、饮食,训练卧床大小便,讲解各种引流管护理等。

## 二、术后护理

### 1.做好交接班工作

术后患儿返回病房,应仔细与相关工作人员交接患儿全身皮肤和伤口情况、各种引流管是否通畅,观察患儿麻醉是否清醒,监测生命体征并记录。

### 2.全身麻醉术后护理常规

（1）遵医嘱低流量氧气吸入,心电监护,严密监测生命体征并记录。

（2）注意保暖,注意防止患儿坠床。

（3）密切观察患儿口唇颜色,如口唇发绀或闻及痰鸣音,立即吸痰处理,防止误吸及窒息。

### 3.伤口护理

伤口敷料保持清洁干燥,密切观察伤口有无渗血、渗液,如有渗血、渗液,及时通知医生处理。

### 4.管道护理

（1）尿管护理见表 11-2。

（2）肾周引流管护理见表 11-7。

表 11-7　肾周引流管护理

| 项目 | 观察及护理内容 |
|---|---|
| 常规护理 | 1.保持引流管周围皮肤清洁干燥,如有渗液及时换药<br>2.每日更换引流袋<br>3.术后经常改变体位,利于引流 |
| 观察要点 | 1.观察引流液颜色、性状、量<br>2.注意有无出血 |
| 指导要点 | 1.管道妥善固定,勿扭曲、打折、压迫管道<br>2.定时挤压管道,防止堵塞<br>3.引流袋位置不可高出引流口平面,防止逆行感染<br>4.避免活动翻身时引流管脱出 |

| 项目 | 观察及护理内容 |
|------|----------------|
| 拔管要求 | 引流液颜色逐渐变浅、量逐渐减少 |
| 拔管后观察 | 观察引流管部位伤口是否有液体渗出,保持敷料干燥 |

（3）肾造瘘管护理见表 11-8。

表 11-8　肾造瘘管护理

| 项目 | 观察及护理内容 |
|------|----------------|
| 常规护理 | 1.保持肾造瘘管周围皮肤清洁干燥,如有渗液及时换药<br>2.每日更换引流袋<br>3.根据造瘘位置取仰卧位或侧卧位,防止肾造瘘管在肾内移位、梗阻或引起出血 |
| 观察要点 | 1.观察引流液颜色、性状、量<br>2.注意有无出血 |
| 指导要点 | 1.管道妥善固定,勿扭曲、打折、压迫管道,多饮水,防止堵塞<br>2.引流袋位置不可高出引流口平面,防止逆行感染<br>3.避免活动翻身时肾造瘘管脱出 |
| 拔管要求 | 1.引流液颜色逐渐变浅、量逐渐减少<br>2.先夹管 1d |
| 拔管后观察 | 观察肾造瘘管部位伤口是否有液体渗出,保持敷料干燥 |

（4）输尿管支架管护理见表 11-9。

表 11-9　输尿管支架管护理

| 项目 | 观察及护理内容 |
|------|----------------|
| 常规护理 | 1.保持导尿管通畅<br>2.拔出导尿管后鼓励多排尿<br>3.多饮水,注意休息,避免剧烈活动 |
| 观察要点 | 观察排尿情况及尿液颜色、性状、量 |
| 指导要点 | 多排尿,切忌憋尿 |
| 拔管要求 | 置管时间一般为 3～8 周,最长不超过 12 周 |
| 拔管后观察 | 观察排尿情况,有无发热、腰部疼痛、肿胀 |

## 5.饮食指导

麻醉清醒 4～6h 后开始进食,先饮水,无恶心、呕吐再进少量流质食物,逐渐过渡至正常饮食。

# 第三节　先天性心脏病护理

## 一、术前护理

### 1.入院宣教

（1）帮助患儿及家属熟悉病区环境，做好家属心理护理工作，以消除患儿的恐惧和焦虑情绪。

（2）介绍手术前后注意事项，指导患儿练习深呼吸、有效咳嗽、床上排尿及排便。

（3）仔细了解病情，注意皮肤、口腔有无感染病灶，如发现异常及时向医生报告。

### 2.完善护理评估工作

根据辅助检查结果、患儿身心情况、现病史、既往史、本次主诉、症状、体征及诱因对患儿进行护理评估。

### 3.完善术前准备工作

协助完善各项术前检查，与家属沟通围手术期配合治疗护理事宜及注意事项，取得家属配合。

## 二、术后护理

### （一）护理评估

根据患儿手术情况及患儿身体情况进行评估。

### （二）主要的护理问题

①监测循环功能；②加强呼吸道管理；③保持心包纵隔引流管通畅；④密切观察尿量；⑤疼痛的管理；⑥潜在并发症的管理；⑦营养失调的管理。

### （三）护理措施

### 1.手术室转入外科重症监护病房途中护理管理

（1）转运前保证血流动力学稳定。

（2）所有引流管和导线必须固定于皮肤上。

（3）心电监护、血压监测，为明确血氧饱和度和外周灌注情况，应检测动脉血氧饱和度。

（4）所有药物应用输液泵或注射泵给予，并保证泵供电充足。

（5）在转运中应配备再次气管插管的设备、心源性休克抢救的药物、起搏器、便携式除颤仪等急救药品及器械。

### 2.外科重症监护病房准备工作

（1）床单位准备：常规铺好麻醉床、备无菌吸痰盘。

（2）仪器准备：根据患儿情况选择合适的呼吸机及管道，预先调试好各种仪器，如呼吸机、心电监护仪、除颤仪、微量注射泵、负压吸引装置、吸氧装置、体外起搏器、简易呼吸器、血气分析仪、血凝监测仪等。

（3）药品、液体准备：备好各种血管活性药物、抗心律失常药物、镇静药物及各种液体。

（4）其他准备：精密集尿器、中心静脉压监测和有创动脉压监测的管路、固定各种管道的胶布及绷带等。

### 3.外科重症监护病房接收术后患儿护理

（1）接患儿前再检查一遍床单位准备情况，患儿入室前30min打开呼吸机。

（2）连接呼吸机、心电监护仪等仪器并观察各仪器运作过程中有无报警或异常情况。

（3）与麻醉科医生、外科医生和手术室护士进行交接：了解麻醉和体外循环情况、术中情况、出血量、血容量、手术方式和名称、手术矫正是否满意、术中有无意外及护理中应注意的特殊情况，了解各静脉通道用药名称、剂量及速度。

（4）抽取各种血标本送检，如有指标异常及时遵医嘱处理。

（5）密切观察病情变化及指标变化，主要有心率、心律、经皮血氧饱和度、体温、有创动脉压、中心静脉压、神志、瞳孔的变化、引流液量和性状、血气分析等，准确记录每小时尿量和24h出入量并做好记录。

（6）预防急性左心衰竭，术后早期限制液体入量和速度。大心房缺损者，应用药物降低心脏后负荷，改善心功能。伴肺动脉高压者按肺动脉高压术后处理。

（7）做好基础护理，防止并发症的发生。

（8）管道护理：心包引流管护理见表11-10，中心静脉导管护理见表11-11。

表 11-10　心包引流管护理

| 项目 | 观察及护理内容 |
|---|---|
| 常规护理 | 1.确保管道牢固固定<br>2.术后12h内每30～60min挤压管道1次，12h后1～2h挤压管道1次，保持管道通畅<br>3.床旁备卵圆钳2把，移动患儿时需夹闭心包引流管 |
| 观察要点 | 1.观察管道是否通畅、固定、封闭及水柱波动是否明显<br>2.观察引流液性状、颜色、量，引流量＞3ml/（kg·h）时，立即通知医生<br>3.观察患儿伤口周围情况，有无捻发音或捻发感<br>4.观察患儿呼吸状况，有无呼吸急促或反常呼吸 |
| 指导要点 | 1.勿扭曲、打折、压迫管道，引流瓶低于患儿胸部60cm以上<br>2.妥善固定管道，避免意外拔管，如不慎滑脱，应立即双手紧紧捏住引流管周围皮肤，并及时通知医生<br>3.麻醉清醒后，予以抬高床头15°～30° |

续表

| 项目 | 观察及护理内容 |
|---|---|
| 拔管要求 | 1.手术后 48～72h,引流量明显减少,且颜色变淡<br>2.引流液逐渐转为淡红色或黄色<br>3.引流量在 50ml/24h 以下<br>4.由医生拔管,引流口用凡士林纱布紧密覆盖 |
| 拔管后观察 | 1.观察有无胸闷、气促、呼吸困难、切口漏气、漏液、出血、皮下气肿等<br>2.观察引流口周围伤口有无渗血、分泌物或红肿 |

表 11-11　中心静脉导管护理

| 项目 | 观察及护理内容 |
|---|---|
| 常规护理 | 1.严格无菌操作<br>2.冲管和封管应使用 10ml 以上注射器或一次性专用冲洗装置,输液完毕后应用导管容积加延长管容积 2 倍的生理盐水或肝素盐水正压封管<br>3.消毒导管接口时,应用力擦拭接口的横切面及周围,时间大于 15s<br>4.无菌透明敷料至少每 7d 更换 1 次,无菌纱布敷料至少每 2d 更换 1 次。若穿刺部位渗液、渗血,应及时更换敷料<br>5.穿刺部位的敷料松动、污染等时应立即更换,输入化疗药物、氨基酸、脂肪乳等高渗、强刺激性药物或输血前后,应及时冲管<br>6.记录中心静脉导管体外刻度 |
| 观察要点 | 1.密切观察导管处皮肤有无发红、疼痛、肿胀及渗出,观察穿刺点周围有无硬结,如有渗血、渗液、感染及出血倾向,应及时拔除导管<br>2.保持中心静脉置管处清洁干燥,贴膜下有汗液时,及时更换 |
| 指导要点 | 1.换药时自下向上轻轻拆除敷贴,避免牵拉导管<br>2.置管肢体避免过度屈伸或持重剧烈活动 |
| 拔管要求 | 1.不宜仅以留置时间长短作为静脉导管拔除依据<br>2.临床治疗不需要使用静脉导管时应及时拔除<br>3.中心静脉导管出现不能处理的并发症时应拔除 |
| 拔管后观察 | 1.穿刺点按压 5～10min,观察患儿有无胸痛、胸闷、呼吸困难等症状<br>2.中心静脉导管拔出后要评估导管的长度,导管是否缺损、损伤、断裂以及头端是否完整<br>3.嘱 24h 后揭开敷料 |

(9)一般清醒、有自主呼吸、病情稳定者拔除气管插管 4～6h 后开始进流质食物,术后 2～3d 开始床上活动,活动后无心慌、气促、呼吸困难者可鼓励逐渐下地活动。

(10)做好心理护理,鼓励患儿,增强其战胜疾病的信心。与患儿多交流,使其产生信任感,建立融洽的护患关系。

(11)术后安排专人护理,病情稳定后遵医嘱转至普通病区。

### 4.术后健康宣教

(1)养成良好的生活作息习惯,充分休息,避免劳累。如患儿出现气促、心悸、无力等症状,停止活动,卧床休息。

(2)手术后会有很多不适,为了顺利恢复,需要患儿配合医护人员。可采取听音乐、看电视等分散注意力的方法来缓解疼痛等不适,保持患儿心情舒畅。护理人员会根据医嘱给予少量止痛药等。

(3)发热的患儿家属应配合医护人员做好物理降温,如冰敷、温水擦浴及冰袋放在患儿额部、颈部、腋下或双侧股动脉处。体温下降时出汗较多,应及时更换湿衣服。

(4)采取半卧位,床头抬高 30°～45°,这样有利于患儿的呼吸及管道的引流,半卧位一段时间后更换为平卧位或侧卧位。也可以在臀下放置水垫,每 2h 更换 1 次。翻身或活动时注意管道,防止脱落、打折或堵塞。

(5)术后家长要经常给患儿翻身、拍背,鼓励患儿多咳嗽。这样可以预防肺部感染及肺不张。咳嗽时可用双手捂住伤口位置,减轻患儿疼痛。

(6)告知患儿及家长保持引流管通畅。不要折叠、抓脱、扭曲。注意观察引流液的颜色和量,如有异常变化及时通知医护人员。

(7)切口护理。指导家属注意观察切口有无渗血、渗液,伤口敷料有无脱落。切口局部有无红、肿、热、压痛等症状。防止患儿自行抓敷料,必要时指导家属做好四肢约束。

(8)术后请家属每天准确记录患儿尿量,有助于医务人员观察病情。婴儿每次换尿不湿前后需对尿不湿进行称重,以便记录患儿的尿量。

(9)饮食。拔除气管插管 6h 后无呛咳、呕吐可进流质食物,注意少量多餐,避免进食过饱而加重负担,适当添加清淡、易消化、高蛋白、高热量的食物,如乳类、粥、瘦肉、鱼虾等,适当添加水果、蔬菜。

(黄艳琴　裴承承)

# 参 考 文 献

[1]张金哲.张金哲小儿外科学[M].北京:人民卫生出版社,2013.

[2]李正,王慧贞,吉士俊.实用小儿外科学[M].北京:人民卫生出版社,2001.

[3]诸福棠.实用儿科学[M].北京:人民卫生出版社,1973.

[4]黄澄如.小儿泌尿外科学[M].济南:山东科学技术出版社,1996.

[5]董蒨.小儿肝胆外科学[M].北京:人民卫生出版社,2005.

[6]佐林格.外科手术图谱[M].合肥:安徽科学技术出版社,1991.

[7]佘亚雄.小儿肿瘤学[M].上海:上海科学技术出版社,1997.

[8]陆国辉.产前遗传病诊断[M].广州:广东科技出版社,2002.

[9]DEPAEPE A H,DOLK H,LECHAT M F.The epidemiology of tracheo-oesophageal fistula and oesophageal atresia in Europe. EUROCAT Working Group[J].Archives of Disease in Childhood,1993,68(6):743-748.

[10]KEKOMKI M,RAPOLA J,LOUHIMO I.Diagnosis of Hirschsprung's disease[J]. Acta paediatrica Scandinavica,1979,68(6):893-897.

[11]VAN D H H J R,DE WALL L L.Hypospadias,all there is to know[J].European Journal of Pediatrics,2017,176:435.

[12]李胜利,邓学东.产前超声检查指南(2012)[J].中华医学超声杂志(电子版),2012,9(7):1-3.